2025
간호사 국가고시를 위한
보건의약
관계법규

알짜기출/집중정리 **알Zip**

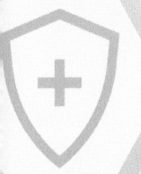

알짜배기 기출

알 Zip

집중정리!

첨부된 **QR코드**로 세부 설명이 필요한
핵심 내용에 대하여 **실강 청취!!**

단답형 괄호 넣기 식의 **문제 형태**

별표 표시로 살펴보는 **기출 내용**

QR코드로 보는 **핵심 이론**

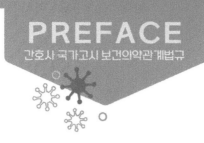

간호사 국가시험대비,

"보건의료관계법규 알Zip 핵심노트" 개정판을 내면서...

시험을 앞둔 수험생이라면 누구나 잘 요약정리된 서브노트 한 권이 있었으면 하는 절실한 고민을 하게 됩니다. 하지만 막상 서브노트를 작성하자니 시간이 너무 많이 소요될 것 같고, 또 정리하는 동안에도 정확하지 않은 내용을 정리할 까봐 걱정을 많이 하는 수험생을 너무도 많이 목격하게 됩니다. 이에, 저는 이런 고민에 빠진 수험생들에게 주요 내용이 결코 빠져서도 안 되고, 수험생들이 교재 내용을 정확하게 이해하고 자기 것으로 만들 수 있는 요약집을 제가 직접 만들어 선물할 수 있을까 하고 정말 많은 고심을 하여 **"알Zip 핵심노트"**를 발간하게 되었습니다.

2025년 시행, 65회 간호사 국가시험 대비 **"보건의료관계법규 알Zip 핵심노트"**의 특징은

첫째, 내용 전체가 단답형 괄호 넣기식 문제 형태로 구성되어 있어 수험생 여러분들에게 반드시 알아 두어야 할 핵심 키워드를 정리하도록 요구하고 있습니다.

둘째, 세부 설명이 필요한 핵심 내용에 대해서는 실강으로 듣는 QR코드를 첨부하여 유튜브 「김희영의 널스토리」와 연계하여 수험생 여러분들의 이해를 높이도록 보완하였습니다.

셋째, 목차 구성은 의료관계 법규 중 「선택과 집중」 수험전략 차원에서 간호사 국가시험 출제빈도가 높은 **12개 법규만을 엄중 선별하여 압축 정리**하였으며, 기출 빈도가 높은 조항은 별표 숫자로 표시하였습니다.

넷째, **"알Zip 핵심노트"**에 수험생 여러분들이 직접 정리한 내용을 추가 정리한다면 혼자 요약집을 정리하는 것보다 보다 더 정확하고 효율적인 자신만의 수험 대비용 핵심노트가 완성될 수 있도록 여백 또한 잘 활용할 수 있도록 구성하였습니다.

"보건의료관계법규 알Zip 핵심노트"는 금번 2025년 시행, 제65회 간호사 국가시험에 대비하여 출판사 마지원과 함께 보다 새롭게 수험생들에게 다가서고자 노력하였습니다. 의료관계법규를 공부하는 많은 수험생들에게 이 책이 의료관계법규의 기본을 확고히 하고 간호사 국가시험 합격의 지름길이 되기를 진심으로 기원하며, 수험생들에게 진정으로 도움이 되는 베스트셀러 수험서가 될 수 있도록 물심양면으로 애써주신 마지원 편집부에게 진심으로 감사를 드립니다.

편저자 김희영

‖ 법명 당 평균 출제 문제 수 ‖

법 명	평균 출제 문제 수
• 의료법	6
• 보건의료기본법	1
• 응급의료에 관한 법률	1
• 감염병 예방법	2
• 검역법	1
• 후천성면역결핍증예방법	1
• 국민건강보험법	2
• 국민건강증진법	1
• 지역보건법	2
• 혈액관리법	1
• 마약류관리에 관한 법률	2
• 호스피스 완화의료 및 임종과정에 있는 환자의 연명의료 결정에 관한 법률	1

PREFACE

간호사 국가고시 보건의약관계법규

조	법문내용	정답
2조 ★★★	**(의료인)** ① 이 법에서 "의료인"이란 보건복지부장관의 면허를 받은 (①)를 말한다. ② 의료인은 종별에 따라 다음 각 호의 임무를 수행하여 국민보건 향상을 이루고 국민의 건강한 생활 확보에 이바지할 사명을 가진다. 〈개정 2015. 12. 29., 2019. 4. 23.〉 　1. (②)는 의료와 보건지도를 임무로 한다. 　2. 치과의사는 치과 의료와 구강 보건지도를 임무로 한다. 　3. 한의사는 한방 의료와 한방 보건지도를 임무로 한다. 　4. 조산사는 조산(助産)과 임산부 및 신생아에 대한 보건과 양호지도를 임무로 한다. 　5. (③)는 다음 각 목의 업무를 임무로 한다. 　　가. 환자의 간호요구에 대한 관찰, 자료수집, 간호판단 및 요양을 위한 간호 　　나. 의사, 치과의사, 한의사의 지도하에 시행하는 진료의 보조 　　다. 간호 요구자에 대한 교육·상담 및 건강증진을 위한 활동의 기획과 수행, 그 밖의 대통령령으로 정하는 보건활동 　　라. 제80조에 따른 간호조무사가 수행하는 가목부터 다목까지의 업무보조에 대한 지도 **시행령 제2조(간호사의 보건활동)** 「의료법」(이하 "법"이라 한다) 제2조 제2항 제5호 다목에서 "대통령령으로 정하는 보건활동"이란 다음의 보건활동을 말한다. 〈개정 2009. 4. 20., 2011. 2. 14., 2016. 9. 29., 2016. 12. 27., 2018. 3. 6.〉 　1. 「농어촌 등 보건의료를 위한 특별조치법」 제19조에 따라 보건진료 전담공무원으로서 하는 보건활동 　2. 「모자보건법」 제10조 제1항에 따른 모자보건전문가가 행하는 (④) 활동 　3. 「결핵예방법」 제18조에 따른 보건활동 　4. 그 밖의 법령에 따라 간호사의 보건활동으로 정한 업무	① 의사·치과의사·한의사·조산사 및 간호사 ② 의사 ③ 간호사 ④ 모자보건
3조	**(의료기관)** ① 이 법에서 "(①)"이란 의료인이 공중(公衆) 또는 특정 다수인을 위하여 의료·조산의 업(이하 "의료업"이라 한다)을 하는 곳을 말한다. ② 의료기관은 다음 각 호와 같이 구분한다. 　1. 의원급 의료기관: 의사, 치과의사 또는 한의사가 주로 외래환자를 대상으로 각각 그 의료행위를 하는 의료기관으로서 그 종류는 다음 각 목과 같다. 　　가. 의원 　　나. (②) 　　다. 한의원	① 의료기관 ② 치과의원

조	법문내용	정답
	2. 조산원: 조산사가 조산과 임산부 및 신생아를 대상으로 보건활동과 교육·상담을 하는 의료기관을 말한다. 3. 병원급 의료기관: 의사, 치과의사 또는 한의사가 주로 (③)환자를 대상으로 의료행위를 하는 의료기관으로서 그 종류는 다음 각 목과 같다. 　가. 병원 　나. 치과병원 　다. 한방병원 　라. (④)(「장애인복지법」 제58조 제1항 제4호에 따른 의료재활시설로서 제3조의 2의 요건을 갖춘 의료기관을 포함한다. 이하 같다) 　마. (⑤) 　바. 종합병원	③ 입원 ④ 요양병원 ⑤ 정신병원
3조의 2	(병원등)병원·치과병원·한방병원 및 요양병원(이하 "병원등"이라 한다)은 (①)개 이상의 병상(병원·한방병원만 해당한다) 또는 요양병상(요양병원만 해당하며, 장기입원이 필요한 환자를 대상으로 의료행위를 하기 위하여 설치한 병상을 말한다)을 갖추어야 한다.	① 30
3조의 3 ★★★	(종합병원) ① 종합병원은 다음 각 호의 요건을 갖추어야 한다. 〈개정 2011. 8. 4.〉 　1. (①)개 이상의 병상을 갖출 것 　2. 100병상 이상 300병상 이하인 경우에는 내과·외과·소아청소년과·산부인과 중 3개 진료과목, 영상의학과, 마취통증의학과와 진단검사의학과 또는 병리과를 포함한 (②)개 이상의 진료과목을 갖추고 각 진료과목마다 전속하는 전문의를 둘 것 　3. 300병상을 초과하는 경우에는 내과, 외과, 소아청소년과, 산부인과, 영상의학과, 마취통증의학과, 진단검사의학과 또는 병리과, (③) 및 (④)를 포함한 (⑤)개 이상의 진료과목을 갖추고 각 진료과목마다 전속하는 전문의를 둘 것 ② 종합병원은 제1항 제2호 또는 제3호에 따른 진료과목(이하 이 항에서 "필수진료과목"이라 한다) 외에 필요하면 추가로 진료과목을 설치·운영할 수 있다. 이 경우 필수진료과목 외의 진료과목에 대하여는 해당 의료기관에 전속하지 아니한 전문의를 둘 수 있다.	① 100 ② 7 ③ 정신건강의학과 ④ 치과 ⑤ 9
3조의 4	(상급종합병원 지정) ① (①)은 다음 각 호의 요건을 갖춘 (②) 중에서 중증질환에 대하여 난이도가 높은 의료행위를 전문적으로 하는 종합병원을 상급종합병원으로 지정할 수 있다. 〈개정 2010. 1. 18.〉 　1. 보건복지부령으로 정하는 (③)개 이상의 진료과목을 갖추고 각 진료과목마다 전속하는 전문의를 둘 것 　2. 제77조 제1항에 따라 전문의가 되려는 자를 수련시키는 기관일 것 　3. 보건복지부령으로 정하는 인력·시설·장비 등을 갖출 것 　4. 질병군별(疾病群別) 환자구성 비율이 보건복지부령으로 정하는 기준에 해당할 것 ② 보건복지부장관은 제1항에 따른 지정을 하는 경우 제1항 각 호의 사항 및 (④) 등에 대하여 평가를 실시하여야 한다. 〈개정 2010. 1. 18.〉 ③ 보건복지부장관은 제1항에 따라 상급종합병원으로 지정받은 종합병원에 대하여 (⑤)년마다 제2항에 따른 평가를 실시하여 재지정하거나 지정을 취소할 수 있다.	① 보건복지부장관 ② 종합병원 ③ 20 ④ 전문성 ⑤ 3

조	법문내용	정답
3조의 5	(전문병원 지정) ① (❶)은 병원급 의료기관 중에서 특정 진료과목이나 (❷) 질환 등에 대하여 난이도가 높은 의료행위를 하는 병원을 전문병원으로 지정할 수 있다. 〈개정 2010. 1. 18.〉 ② 제1항에 따른 전문병원은 다음 각 호의 요건을 갖추어야 한다. 〈개정 2010. 1. 18.〉 　1. 특정 질환별·진료과목별 환자의 구성비율 등이 보건복지부령으로 정하는 기준에 해당할 것 　2. 보건복지부령으로 정하는 수 이상의 진료과목을 갖추고 각 진료과목마다 전속하는 전문의를 둘 것 ③ 보건복지부장관은 제1항에 따라 전문병원으로 지정하는 경우 제2항 각 호의 사항 및 진료의 (❸) 등에 대하여 평가를 실시하여야 한다. 〈개정 2010. 1. 18.〉 ④ 보건복지부장관은 제1항에 따라 전문병원으로 지정받은 의료기관에 대하여 (❹)년마다 제3항에 따른 평가를 실시하여 전문병원으로 재지정할 수 있다. 〈개정 2010. 1. 18., 2015. 1. 28.〉	❶ 보건복지부장관 ❷ 특정 ❸ 난이도 ❹ 3
4조 ★	(의료인과 의료기관의 장의 의무) ① 의료인과 의료기관의 장은 의료의 질을 높이고 병원감염을 예방하며 의료기술을 발전시키는 등 환자에게 최선의 의료서비스를 제공하기 위하여 노력하여야 한다. 〈개정 2012. 2. 1.〉 ② 의료인은 다른 의료인 또는 의료법인 등의 명의로 의료기관을 개설하거나 운영할 수 없다. 〈신설 2012. 2. 1., 2019. 8. 27.〉 ③ 의료기관의 장은 「보건의료기본법」 제6조·제12조 및 제13조에 따른 환자의 권리 등 보건복지부령으로 정하는 사항을 환자가 쉽게 볼 수 있도록 의료기관 내에 게시하여야 한다. 이 경우 게시 방법, 게시 장소 등 게시에 필요한 사항은 보건복지부령으로 정한다. 〈신설 2012. 2. 1.〉 ⑤ 의료기관의 장은 환자와 보호자가 의료행위를 하는 사람의 신분을 알 수 있도록 의료인, 제27조 제1항 각 호 외의 부분 단서에 따라 의료행위를 하는 같은 항 제3호에 따른 학생, 제80조에 따른 간호조무사 및 「의료기사 등에 관한 법률」 제2조에 따른 의료기사에게 의료기관 내에서 대통령령으로 정하는 바에 따라 명찰을 달도록 지시·감독하여야 한다. 다만, (❶), (❷) 내인 경우, 의료행위를 하지 아니할 때, 그 밖에 대통령령으로 정하는 경우에는 명찰을 달지 아니하도록 할 수 있다. 〈신설 2016. 5. 29.〉 시행령 제2조의 2(명찰의 표시 내용 등) 　③ 법 제4조 제5항 단서에서 "대통령령으로 정하는 경우"란 다음 각 호의 어느 하나에 해당하는 시설 내에 있는 경우를 말한다. 　1. 격리병실 　2. 무균치료실 　3. 제1호 또는 제2호와 유사한 시설로서 보건복지부장관이 병원감염 예방에 필요하다고 인정하여 고시하는 시설(❸) ⑥ 의료인은 일회용 의료기기(한 번 사용할 목적으로 제작되거나 한 번의 의료행위에서 한 환자에게 사용하여야 하는 의료기기로서 보건복지부령으로 정하는 의료기기를 말한다. 이하 같다)를 한 번 사용한 후 다시 사용하여서는 아니 된다.	❶ 응급의료상황 ❷ 수술실 ❸ 중환자실

조	법문내용	정답
	시행규칙 제3조의 2(재사용이 금지되는 일회용 의료기기) 법 제4조 제6항에서 "보건복지부령으로 정하는 의료기기"란 다음 각 호의 의료기기를 말한다. 1. 사람의 신체에 의약품, 혈액, 지방 등을 투여·채취하기 위하여 사용하는 주사침, 주사기, 수액용기와 연결줄 등을 포함하는 수액세트 2. 제1호에 준하는 의료기기로서 감염 또는 손상의 위험이 매우 높아 보건복지부장관이 재사용을 금지할 필요가 있다고 인정하는 의료기기	
4조의 2	(간호·간병통합서비스 제공 등) ① 간호·간병통합서비스란 보건복지부령으로 정하는 입원 환자를 대상으로 보호자 등이 상주하지 아니하고 간호사, 제80조에 따른 간호조무사 및 그 밖에 간병지원인력(이하 이 조에서 "간호·간병통합서비스 제공인력"이라 한다)에 의하여 포괄적으로 제공되는 입원서비스를 말한다. ② 보건복지부령으로 정하는 병원급 의료기관은 간호·간병통합서비스를 제공할 수 있도록 노력하여야 한다.	
4조의 3	(의료인의 면허 대여 금지 등) ① 의료인은 제5조(의사·치과의사 및 한의사를 말한다), 제6조(조산사를 말한다) 및 제7조(간호사를 말한다)에 따라 받은 면허를 다른 사람에게 대여하여서는 아니 된다. ② 누구든지 제5조부터 제7조까지에 따라 받은 면허를 대여받아서는 아니 되며, 면허 대여를 알선하여서도 아니 된다.	
5조	(의사·치과의사 및 한의사 면허) ① 의사·치과의사 또는 한의사가 되려는 자는 다음 각 호의 어느 하나에 해당하는 자격을 가진 자로서 제9조에 따른 의사·치과의사 또는 한의사 국가시험에 합격한 후 (①)의 면허를 받아야 한다. 〈개정 2010. 1. 18., 2012. 2. 1., 2019. 8. 27.〉 1. 「고등교육법」 제11조의 2에 따른 인정기관(이하 "평가인증기구"라 한다)의 인증(이하 "평가인증기구의 인증"이라 한다)을 받은 의학·치의학 또는 한의학을 전공하는 대학을 졸업하고 의학사·치의학사 또는 한의학사 학위를 받은 자 2. 평가인증기구의 인증을 받은 의학·치의학 또는 한의학을 전공하는 전문대학원을 졸업하고 석사학위 또는 박사학위를 받은 자 3. 외국의 제1호나 제2호에 해당하는 학교(보건복지부장관이 정하여 고시하는 인정기준에 해당하는 학교를 말한다)를 졸업하고 외국의 의사·치과의사 또는 한의사 면허를 받은 자로서 제9조에 따른 예비시험에 합격한 자	① 보건복지부장관
6조	(조산사 면허)조산사가 되려는 자는 다음 각 호의 어느 하나에 해당하는 자로서 제9조에 따른 조산사 국가시험에 합격한 후 보건복지부장관의 면허를 받아야 한다. 〈개정 2008. 2. 29., 2010. 1. 18., 2019. 8. 27.〉 1. 간호사 면허를 가지고 보건복지부장관이 인정하는 의료기관에서 (①)년간 조산 수습과정을 마친 자 2. 외국의 조산사 면허(보건복지부장관이 정하여 고시하는 인정기준에 해당하는 면허를 말한다)를 받은 자	① 1

조	법문내용	정답
	시행규칙 제3조(조산 수습의료기관 및 수습생 정원) ① 법 제6조 제1호에 따른 조산(助産) 수습의료기관으로 보건복지부장관의 인정을 받을 수 있는 의료기관은 「전문의의 수련 및 자격인정 등에 관한 규정」에 따른 산부인과 수련병원 및 소아청소년과 수련병원으로 한다. 〈개정 2023. 9. 22.〉 ③ 삭제 〈2023. 9. 22.〉	
7조 ★	**(간호사 면허)** ① 간호사가 되려는 자는 다음 각 호의 어느 하나에 해당하는 자로서 제9조에 따른 간호사 국가시험에 합격한 후 (①)의 면허를 받아야 한다. 〈개정 2008. 2. 29., 2010. 1. 18., 2012. 2. 1., 2019. 8. 27.〉 　　1. 평가인증기구의 인증을 받은 간호학을 전공하는 대학이나 전문대학[구제(舊制) 전문학교와 간호학교를 포함한다]을 졸업한 자 　　2. 외국의 제1호에 해당하는 학교(보건복지부장관이 정하여 고시하는 인정기준에 해당하는 학교를 말한다)를 졸업하고 외국의 간호사 면허를 받은 자 ② 제1항에도 불구하고 입학 당시 평가인증기구의 인증을 받은 간호학을 전공하는 대학 또는 전문대학에 입학한 사람으로서 그 대학 또는 전문대학을 졸업하고 해당 학위를 받은 사람은 같은 항 제1호에 해당하는 사람으로 본다. 〈신설 2012. 2. 1.〉	① 보건복지부장관
8조 ★★★	**(결격사유 등)** 다음 각 호의 어느 하나에 해당하는 자는 의료인이 될 수 없다. 〈개정 2023. 5. 19〉 　　1. 「정신건강증진 및 정신질환자 복지서비스 지원에 관한 법률」 제3조 제1호에 따른 (①). 다만, 전문의가 의료인으로서 적합하다고 인정하는 사람은 그러하지 아니하다. 　　2. (②) 　　3. 피성년후견인·피한정후견인 　　4. 금고 이상의 실형을 선고받고 그 집행이 끝나거나 그 집행을 받지 아니하기로 확정된 후 (③)년이 지나지 아니한 자 　　5. 금고 이상의 형의 집행유예를 선고받고 그 유예기간이 지난 후 (④)년이 지나지 아니한 자 　　6. 금고 이상의 형의 (⑤)유예를 받고 그 유예기간 중에 있는 자	① 정신질환자 ② 마약·대마·향정신성의약품 중독자 ③ 5 ④ 2 ⑤ 선고
9조	**(국가시험 등)** ① 의사·치과의사·한의사·조산사 또는 간호사 국가시험과 의사·치과의사·한의사 예비시험(이하 "국가시험등"이라 한다)은 매년 보건복지부장관이 시행한다. 〈개정 2008. 2. 29., 2010. 1. 18.〉 ② 보건복지부장관은 국가시험등의 관리를 대통령령으로 정하는 바에 따라 「한국보건의료인국가시험원법」에 따른 한국보건의료인국가시험원에 맡길 수 있다. 〈개정 2008. 2. 29., 2010. 1. 18., 2015. 6. 22.〉 **시행령 제4조(국가시험등의 시행 및 공고 등)** ① 보건복지부장관은 매년 1회 이상 국가시험과 예비시험(이하 "국가시험등"이라 한다)을 시행하여야 한다. 〈개정 2008. 2. 29., 2010. 3. 15.〉 ② 보건복지부장관은 국가시험등의 관리에 관한 업무를 「한국보건의료인국가시험원법」에 따른 한국보건의료인국가시험원(이하 "국가시험등관리기관"이라 한다)이 시행하도록 한다. 〈개정 2015. 12. 22.〉	

조	법문내용	정답
	③ 국가시험등관리기관의 장은 국가시험등을 실시하려면 미리 보건복지부장관의 승인을 받아 시험 일시, 시험 장소, 시험과목, 응시원서 제출기간, 그 밖에 시험의 실시에 관하여 필요한 사항을 시험 실시 (①)일 전까지 공고하여야 한다. 다만, (②)는 지역별 응시인원이 확정된 후 시험 실시 30일 전까지 공고할 수 있다. ④ 제3항에도 불구하고 국가시험등관리기관의 장은 국민의 건강 보호를 위하여 긴급하게 의료인력을 충원할 필요가 있다고 보건복지부장관이 인정하는 경우에는 제3항에 따른 공고기간을 단축할 수 있다. 〈신설 2021. 1. 12.〉 시행령 제7조(국가시험등의 응시 및 합격자 발표) ① 국가시험등에 응시하려는 자는 국가시험등관리기관의 장이 정하는 응시원서를 국가시험등관리기관의 장에게 제출하여야 한다. ② (③)은 국가시험등의 합격자를 결정하여 발표한다.	① 90 ② 시험장소 ③ 국가시험관리기관의 장
10조 ★	(응시자격 제한 등) ① 제8조 각 호의 어느 하나에 해당하는 자는 국가시험등에 응시할 수 없다. 〈개정 2009. 1. 30.〉 ② 부정한 방법으로 국가시험등에 응시한 자나 국가시험등에 관하여 부정행위를 한 자는 그 수험을 정지시키거나 합격을 무효로 한다. ③ 보건복지부장관은 제2항에 따라 수험이 정지되거나 합격이 무효가 된 사람에 대하여 처분의 사유와 위반 정도 등을 고려하여 대통령령으로 정하는 바에 따라 그 다음에 치러지는 이 법에 따른 국가시험등의 응시를 (①)회의 범위에서 제한할 수 있다. 〈개정 2016. 12. 20.〉 시행령 제8조(면허증 발급) ① 국가시험에 합격한 자는 합격자 발표 후 보건복지령으로 정하는 서류를 첨부하여 (②)에게 면허증 발급을 신청하여야 한다. 〈개정 2008. 2. 29., 2010. 3. 15.〉 시행규칙 제4조(면허증 발급) ③ 제2항에 따른 면허증은 영 제8조 제1항에 따른 면허증 발급을 신청한 날부터 (③)일 이내에 발급하여야 한다. 다만, 법 제5조 제1항 제3호 및 법 제7조 제2호에 해당하는 자의 경우에는 외국에서 면허를 받은 사실 등에 대한 조회가 끝난 날부터 14일 이내에 면허증을 발급한다. 〈개정 2009. 4. 29.〉	① 3 ② 보건복지부장관 ③ 14
11조	(면허 조건과 등록) ① 보건복지부장관은 보건의료 시책에 필요하다고 인정하면 제5조에서 제7조까지의 규정에 따른 면허를 내줄 때 (①)년 이내의 기간을 정하여 특정 지역이나 특정 업무에 종사할 것을 면허의 조건으로 붙일 수 있다. 〈개정 2008. 2. 29., 2010. 1. 18.〉	① 3
16조	(세탁물 처리) ① 의료기관에서 나오는 세탁물은 의료인·의료기관 또는 (①)(자치구의 구청장을 말한다. 이하 같다)에게 신고한 자가 아니면 처리할 수 없다.	① 특별자치시장·특별자치도지사·시장·군수·구청장

조	법문내용	정답
17조	**(진단서 등)** ① 의료업에 종사하고 직접 진찰하거나 검안(檢案)한 의사, 치과의사, 한의사가 아니면 진단서·검안서·증명서를 작성하여 환자 또는 「형사소송법」 제222조 제1항에 따라 검시(檢屍)를 하는 지방검찰청검사(검안서에 한한다)에게 교부하지 못한다. 다만, 진료 중이던 환자가 최종 진료 시부터 (①)시간 이내에 사망한 경우에는 다시 진료하지 아니하더라도 진단서나 증명서를 내줄 수 있으며, 환자 또는 사망자를 직접 진찰하거나 검안한 의사·치과의사 또는 한의사가 부득이한 사유로 진단서·검안서 또는 증명서를 내줄 수 없으면 (②) 의료기관에 종사하는 다른 의사·치과의사 또는 한의사가 환자의 진료기록부 등에 따라 내줄 수 있다.	① 48 ② 같은
19조	**(정보 누설 금지)** ① 의료인이나 의료기관 종사자는 이 법이나 다른 법령에 특별히 규정된 경우 외에는 의료·조산 또는 간호업무나 제17조에 따른 진단서·검안서·증명서 작성·교부 업무, 제18조에 따른 처방전 작성·교부 업무, 제21조에 따른 진료기록 열람·사본 교부 업무, 제22조 제2항에 따른 진료기록부등 보존 업무 및 제23조에 따른 전자의무기록 작성·보관·관리 업무를 하면서 알게 된 다른 사람의 정보를 누설하거나 발표하지 못한다. ② 제58조 제2항에 따라 의료기관 인증에 관한 업무에 종사하는 자 또는 종사하였던 자는 그 업무를 하면서 알게 된 정보를 다른 사람에게 누설하거나 부당한 목적으로 사용하여서는 아니 된다.	
20조 ★★	**(태아 성 감별 행위 등 금지)** ① 의료인은 태아 성 감별을 목적으로 임부를 진찰하거나 검사하여서는 아니 되며, 같은 목적을 위한 다른 사람의 행위를 도와서도 아니 된다. ② 의료인은 임신 (①)주 이전에 태아나 임부를 진찰하거나 검사하면서 알게 된 태아의 성(性)을 임부, 임부의 가족, 그 밖의 다른 사람이 알게 하여서는 아니 된다.	① 32
21조	**(기록 열람 등)** ① 환자는 의료인, 의료기관의 장 및 의료기관 종사자에게 본인에 관한 기록(추가기재·수정된 경우 추가기재·수정된 기록 및 추가기재·수정 전의 원본을 모두 포함한다. 이하 같다)의 전부 또는 일부에 대하여 열람 또는 그 사본의 발급 등 내용의 확인을 요청할 수 있다. 이 경우 의료인, 의료기관의 장 및 의료기관 종사자는 정당한 사유가 없으면 이를 거부하여서는 아니 된다. ② 의료인, 의료기관의 장 및 의료기관 종사자는 환자가 아닌 다른 사람에게 환자에 관한 기록을 열람하게 하거나 그 사본을 내주는 등 내용을 확인할 수 있게 하여서는 아니 된다. ③ 제2항에도 불구하고 의료인, 의료기관의 장 및 의료기관 종사자는 다음 각 호의 어느 하나에 해당하면 그 기록을 열람하게 하거나 그 사본을 교부하는 등 그 내용을 확인할 수 있게 하여야 한다. 다만, 의사·치과의사 또는 한의사가 환자의 진료를 위하여 불가피하다고 인정한 경우에는 그러하지 아니하다. 〈개정 2023. 10. 31.〉 1. 환자의 (①), 직계 존속·비속, 형제·자매(환자의 배우자 및 직계 존속·비속, 배우자의 직계존속이 모두 없는 경우에 한정한다) 또는 배우자의 직계 존속이 환자 본인의 동의서와 친족관계임을 나타내는 증명서 등을 첨부하는 등 보건복지부령으로 정하는 요건을 갖추어 요청한 경우	① 배우자

조	법문내용	정답

2. 환자가 지정하는 (**②**)이 환자 본인의 동의서와 대리권이 있음을 증명하는 서류를 첨부하는 등 보건복지부령으로 정하는 요건을 갖추어 요청한 경우

3. 환자가 사망하거나 의식이 없는 등 환자의 동의를 받을 수 없어 환자의 배우자, 직계존속·비속, 형제·자매(환자의 배우자 및 직계 존속·비속, 배우자의 직계존속이 모두 없는 경우에 한정한다) 또는 배우자의 직계 존속이 친족관계임을 나타내는 증명서 등을 첨부하는 등 보건복지부령으로 정하는 요건을 갖추어 요청한 경우

4. 「국민건강보험법」 제14조, 제47조, 제48조 및 제63조에 따라 급여비용 심사·지급·대상여부 확인·사후관리 및 요양급여의 적정성 평가·가감지급 등을 위하여 국민건강보험공단 또는 건강보험심사평가원에 제공하는 경우

5. 「의료급여법」 제5조, 제11조, 제11조의 3 및 제33조에 따라 의료급여 수급권자 확인, 급여비용의 심사·지급, 사후관리 등 의료급여 업무를 위하여 보장기관(시·군·구), 국민건강보험공단, 건강보험심사평가원에 제공하는 경우

6. 「형사소송법」 제106조, 제215조 또는 제218조에 따른 경우

6의2. 「군사법원법」 제146조, 제254조 또는 제257조에 따른 경우

7. 「민사소송법」 제347조에 따라 문서제출을 명한 경우

8. 「산업재해보상보험법」 제118조에 따라 근로복지공단이 보험급여를 받는 근로자를 진료한 산재보험 의료기관(의사를 포함한다)에 대하여 그 근로자의 진료에 관한 보고 또는 서류 등 제출을 요구하거나 조사하는 경우

9. 「자동차손해배상 보장법」 제12조 제2항 및 제14조에 따라 의료기관으로부터 자동차보험진료수가를 청구받은 보험회사등이 그 의료기관에 대하여 관계 진료기록의 열람을 청구한 경우

10. 「병역법」 제11조의 2에 따라 지방병무청장이 병역판정검사와 관련하여 질병 또는 심신장애의 확인을 위하여 필요하다고 인정하여 의료기관의 장에게 병역판정검사대상자의 진료기록·치료 관련 기록의 제출을 요구한 경우

11. 「학교안전사고 예방 및 보상에 관한 법률」 제42조에 따라 공제회가 공제급여의 지급 여부를 결정하기 위하여 필요하다고 인정하여 「국민건강보험법」 제42조에 따른 요양기관에 대하여 관계 진료기록의 열람 또는 필요한 자료의 제출을 요청하는 경우

12. 「고엽제후유의증 등 환자지원 및 단체설립에 관한 법률」 제7조 제3항에 따라 의료기관의 장이 진료기록 및 임상소견서를 보훈병원장에게 보내는 경우

13. 「의료사고 피해구제 및 의료분쟁 조정 등에 관한 법률」 제28조 제1항 또는 제3항에 따른 경우

14. 「국민연금법」 제123조에 따라 국민연금공단이 부양가족연금, 장애연금 및 유족연금 급여의 지급심사와 관련하여 가입자 또는 가입자였던 사람을 진료한 의료기관에 해당 진료에 관한 사항의 열람 또는 사본 교부를 요청하는 경우

14의2. 다음 각 목의 어느 하나에 따라 공무원 또는 공무원이었던 사람을 진료한 의료기관에 해당 진료에 관한 사항의 열람 또는 사본 교부를 요청하는 경우

　가. 「공무원연금법」 제92조에 따라 인사혁신처장이 퇴직유족급여 및 비공무상장해급여와 관련하여 요청하는 경우

　나. 「공무원연금법」 제93조에 따라 공무원연금공단이 퇴직유족급여 및 비공무상장해급여와 관련하여 요청하는 경우

② 대리인

조	법문내용	정답
	다.「공무원 재해보상법」제57조 및 제58조에 따라 인사혁신처장(같은 법 제61조에 따라 업무를 위탁받은 자를 포함한다)이 요양급여, 재활급여, 장해급여, 간병급여 및 재해유족급여와 관련하여 요청하는 경우 14의3.「사립학교교직원 연금법」제19조 제4항 제4호의 2에 따라 사립학교교직원연금공단이 요양급여, 장해급여 및 재해유족급여의 지급심사와 관련하여 교직원 또는 교직원이었던 자를 진료한 의료기관에 해당 진료에 관한 사항의 열람 또는 사본 교부를 요청하는 경우 14의4. 다음 각 목의 어느 하나에 따라 군인 또는 군인이었던 사람을 진료한 의료기관에 해당 진료에 관한 사항의 열람 또는 사본 교부를 요청하는 경우 　가.「군인연금법」제54조 제2항에 따라 국방부장관이 퇴직유족급여와 관련하여 요청하는 경우 　나.「군인 재해보상법」제52조 제2항에 따라 국방부장관(같은 법 제54조에 따라 권한을 위임받거나 업무를 위탁받은 자를 포함한다)이 공무상요양비, 장해급여 및 재해유족급여와 관련하여 요청하는 경우 15.「장애인복지법」제32조 제7항에 따라 대통령령으로 정하는 공공기관의 장이 장애정도에 관한 심사와 관련하여 장애인 등록을 신청한 사람 및 장애인으로 등록한 사람을 진료한 의료기관에 해당 진료에 관한 사항의 열람 또는 사본 교부를 요청하는 경우 16.「감염병의 예방 및 관리에 관한 법률」제18조의 4 및 제29조에 따라 질병관리청장, 시·도지사 또는 시장·군수·구청장이 감염병의 역학조사 및 예방접종에 관한 역학조사를 위하여 필요하다고 인정하여 의료기관의 장에게 감염병환자등의 진료기록 및 예방접종을 받은 사람의 예방접종 후 이상반응에 관한 진료기록의 제출을 요청하는 경우한 진료기록의 제출을 요청하는 경우 17.「국가유공자 등 예우 및 지원에 관한 법률」제74조의 8 제1항 제7호에 따라 보훈심사위원회가 보훈심사와 관련하여 보훈심사대상자를 진료한 의료기관에 해당 진료에 관한 사항의 열람 또는 사본 교부를 요청하는 경우 18.「한국보훈복지의료공단법」제24조의 2에 따라 한국보훈복지의료공단이 같은 법 제6조 제1호에 따른 국가유공자등에 대한 진료기록등의 제공을 요청하는 경우 19.「군인사법」제54조의 6에 따라 중앙전공사상심사위원회 또는 보통전공사상심사위원회가 전공사상 심사와 관련하여 전사자등을 진료한 의료기관에 대하여 해당 진료에 관한 사항의 열람 또는 사본 교부를 요청하는 경우	
21조의 2	(진료기록의 송부 등) ① 의료인 또는 의료기관의 장은 다른 의료인 또는 의료기관의 장으로부터 제22조 또는 제23조에 따른 진료기록의 내용 확인이나 진료기록의 사본 및 환자의 진료경과에 대한 소견 등을 송부 또는 전송할 것을 요청받은 경우 해당 환자나 환자 보호자의 동의를 받아 그 요청에 응하여야 한다. 다만, 해당 환자의 의식이 없거나 응급환자인 경우 또는 환자의 보호자가 없어 동의를 받을 수 없는 경우에는 환자나 환자 보호자의 동의 없이 송부 또는 전송할 수 있다. ② 의료인 또는 의료기관의 장이 응급환자를 다른 의료기관에 이송하는 경우에는 지체 없이 내원 당시 작성된 진료기록의 사본 등을 이송하여야 한다.	

조	법문내용	정답
22조 ★★	**(진료기록부 등)** ① 의료인은 각각 진료기록부, 조산기록부, 간호기록부, 그 밖의 진료에 관한 기록(이하 "진료기록부등"이라 한다)을 갖추어 두고 환자의 주된 증상, 진단 및 치료 내용 등 보건복지부령으로 정하는 의료행위에 관한 사항과 의견을 상세히 기록하고 (①)하여야 한다. ② 의료인이나 의료기관 개설자는 진료기록부등[제23조 제1항에 따른 전자의무기록(電子醫務記錄)을 포함하며, 추가기재·수정된 경우 추가기재·수정된 진료기록부등 및 추가기재·수정 전의 원본을 모두 포함한다. 이하 같다]을 보건복지부령으로 정하는 바에 따라 보존하여야 한다. ③ 의료인은 진료기록부등을 거짓으로 작성하거나 고의로 사실과 다르게 추가기재·수정하여서는 아니 된다. ④ 보건복지부장관은 의료인이 진료기록부등에 기록하는 질병명, 검사명, 약제명 등 의학용어와 진료기록부등의 서식 및 세부내용에 관한 표준을 마련하여 고시하고 의료인 또는 의료기관 개설자에게 그 준수를 권고할 수 있다. 〈신설 2019. 8. 27.〉 **시행규칙 제14조(진료기록부 등의 기재 사항)** ① 법 제22조 제1항에 따라 진료기록부·조산기록부 및 간호기록부에 기록해야 할 의료행위에 관한 사항과 의견은 다음 각 호와 같다. 〈개정 2023. 3. 2.〉 1. 진료기록부 　가. 진료를 받은 사람의 주소·성명·연락처·주민등록번호 등 인적사항 　나. 주된 증상. 이 경우 의사가 필요하다고 인정하면 주된 증상과 관련한 병력(病歷)·가족력(家族歷)을 추가로 기록할 수 있다. 　다. 진단결과 또는 진단명 　라. 진료경과(외래환자는 재진환자로서 증상·상태, 치료내용이 변동되어 의사가 그 변동을 기록할 필요가 있다고 인정하는 환자만 해당한다) 　마. (②) 　바. 진료 일시(日時) 2. 조산기록부 　가. 조산을 받은 자의 주소·성명·연락처·주민등록번호 등 인적사항 　나. 생·사산별(生·死産別) 분만 횟수 　다. 임신 후의 경과와 그에 대한 소견 　라. 임신 중 의사에 의한 건강진단의 유무(결핵·성병에 관한 검사를 포함한다) 　마. 분만 장소 및 분만 연월일시분(年月日時分) 　바. 분만의 경과 및 그 처치 　사. 산아(産兒) 수와 그 성별 및 생·사의 구별 　아. 산아와 태아부속물에 대한 소견 　자. 삭제 〈2013. 10. 4.〉 　차. 산후의 의사의 건강진단 유무 3. 간호기록부 　가. 간호를 받는 사람의 성명 　나. 체온·맥박·호흡·혈압에 관한 사항 　다. (③) 　라. 섭취 및 배설물에 관한 사항 　마. 처치와 간호에 관한 사항 　바. 간호 일시(日時)	① 서명 ② 치료 내용(주사· 　투약·처치 등) ③ 투약에 관한 사항

조	법문내용	정답
	② 의료인은 진료기록부·조산기록부·간호기록부 및 그 밖의 진료에 관한 기록(법 제23조 제1항에 따른 전자의무기록을 포함한다. 이하 "진료기록부등"이라 한다)등을 한글로 기록하도록 노력하여야 한다. 〈신설 2023. 3. 2.〉 ③ 삭제 **시행규칙 제15조(진료기록부 등의 보존)** ① 의료인이나 의료기관 개설자는 법 제22조 제2항에 따른 진료기록부등을 다음 각 호에 정하는 기간 동안 보존하여야 한다. 다만, 계속적인 진료를 위하여 필요한 경우에는 1회에 한정하여 다음 각 호에 정하는 기간의 범위에서 그 기간을 연장하여 보존할 수 있다. 〈개정 2015. 5. 29., 2016. 10. 6., 2016. 12. 29.〉 1. 환자 명부 : 5년 2. 진료기록부 : (④)년 3. 처방전 : (⑤)년 4. (⑥) : 10년 5. 검사내용 및 검사소견기록 : 5년 6. 방사선 사진(영상물을 포함한다) 및 그 소견서 : 5년 7. 간호기록부 : 5년 8. 조산기록부 : 5년 9. 진단서 등의 부본(진단서·사망진단서 및 시체검안서 등을 따로 구분하여 보존할 것) : (⑦)년	④ 10 ⑤ 2 ⑥ 수술기록 ⑦ 3
23조의 5	**(부당한 경제적 이익등의 취득 금지)** ③ 의료인, 의료기관 개설자(의료기관을 개설하려는 자를 포함한다) 및 의료기관 종사자는 「약사법」 제24조의2에 따른 약국개설자로부터 처방전의 알선·수수·제공 또는 환자 유인의 목적으로 (①) 등을 요구·취득하거나 의료기관으로 하여금 받게 하여서는 아니 된다. 〈신설 2024. 1. 23.〉	① 경제적 이익
24조의 2	**(의료행위에 관한 설명)** ① 의사·치과의사 또는 한의사는 사람의 생명 또는 신체에 중대한 위해를 발생하게 할 우려가 있는 수술, 수혈, 전신마취(이하 이 조에서 "수술등"이라 한다)를 하는 경우 제2항에 따른 사항을 환자(환자가 의사결정능력이 없는 경우 환자의 법정대리인을 말한다. 이하 이 조에서 같다)에게 설명하고 서면(전자문서를 포함한다. 이하 이 조에서 같다)으로 그 동의를 받아야 한다. 다만, 설명 및 동의 절차로 인하여 수술등이 지체되면 환자의 생명이 위험하여지거나 심신상의 중대한 장애를 가져오는 경우에는 그러하지 아니하다. ② 제1항에 따라 환자에게 설명하고 동의를 받아야 하는 사항은 다음 각 호와 같다. 1. 환자에게 발생하거나 발생 가능한 증상의 진단명 2. 수술등의 필요성, 방법 및 내용 3. 환자에게 설명을 하는 의사, 치과의사 또는 한의사 및 수술등에 참여하는 주된 의사, 치과의사 또는 한의사의 성명 4. 수술등에 따라 전형적으로 발생이 예상되는 후유증 또는 부작용 5. 수술등 전후 환자가 준수하여야 할 사항	

조	법문내용	정답
25조 ★	**(신고)** ① 의료인은 대통령령으로 정하는 바에 따라 최초로 면허를 받은 후부터 (①)년마다 그 실태와 취업상황 등을 보건복지부장관에게 신고하여야 한다. 〈개정 2008. 2. 29., 2010. 1. 18., 2011. 4. 28.〉 ② 보건복지부장관은 제30조 제3항의 보수교육을 이수하지 아니한 의료인에 대하여 제1항에 따른 신고를 반려할 수 있다. 〈신설 2011. 4. 28.〉 **시행령 제11조(신고)** ① 법 제25조 제1항에 따라 의료인은 그 실태와 취업상황 등을 제8조 또는 법 제65조에 따라 면허증을 발급 또는 재발급 받은 날부터 매 3년이 되는 해의 12월 31일까지 보건복지부장관에게 신고하여야 한다. 다만, 법률 제10609호 의료법 일부개정법률 부칙 제2조 제1항에 따라 신고를 한 의료인의 경우에는 그 신고한 날부터 매 3년이 되는 해의 (②)일까지 신고하여야 한다.	① 3 ② 12월 31일
26조	**(변사체 신고)** 의사 · 치과의사 · 한의사 및 조산사는 사체를 검안하여 변사(變死)한 것으로 의심되는 때에는 사체의 소재지를 관할하는 (①)에게 신고하여야 한다.	① 경찰서장
30조 ★★★	**(협조 의무)** ① 중앙회는 보건복지부장관으로부터 의료와 국민보건 향상에 관한 협조 요청을 받으면 협조하여야 한다. ② 중앙회는 보건복지부령으로 정하는 바에 따라 회원의 자질 향상을 위하여 필요한 보수(補修)교육을 실시하여야 한다. 〈개정 2008. 2. 29., 2010. 1. 18.〉 ③ 의료인은 제2항에 따른 보수교육을 받아야 한다. **시행규칙 제20조(보수교육)** ① 중앙회는 법 제30조 제2항에 따라 다음 각 호의 사항이 포함된 보수교육을 매년 실시하여야 한다. 〈개정 2017. 3. 7.〉 1. 직업윤리에 관한 사항 2. 업무 전문성 향상 및 업무 개선에 관한 사항 3. 의료 관계 법령의 준수에 관한 사항 4. 선진 의료기술 등의 동향 및 추세 등에 관한 사항 5. 그 밖에 보건복지부장관이 의료인의 자질 향상을 위하여 필요하다고 인정하는 사항 ④ 각 중앙회장은 제1항에 따른 보수교육을 다음 각 호의 기관으로 하여금 실시하게 할 수 있다. 1. 법 제28조 제5항에 따라 설치된 지부(이하 "지부"라 한다) 또는 중앙회의 정관에 따라 설치된 의학 · 치의학 · 한의학 · 간호학 분야별 전문학회 및 전문단체 2. 의과대학 · 치과대학 · 한의과대학 · 의학전문대학원 · 치의학전문대학원 · 한의학전문대학원 · 간호대학 및 그 부속병원 3. 수련병원 4. 「한국보건복지인력개발원법」에 따른 한국보건복지인력개발원 5. 다른 법률에 따른 보수교육 실시기관 ⑥ 다음 각 호의 어느 하나에 해당하는 사람에 대하여는 해당 연도의 보수교육을 (①)한다. 1. (②) 2. 의과대학 · 치과대학 · 한의과대학 · 간호대학의 대학원 재학생	① 면제 ② 전공의

조	법문내용	정답
	3. 영 제8조에 따라 면허증을 발급받은 신규 면허취득자 4. 보건복지부장관이 보수교육을 받을 필요가 없다고 인정하는 사람 ⑦ 다음 각 호의 어느 하나에 해당하는 사람에 대하여는 해당 연도의 보수교육을 (③)할 수 있다. 1. 해당 연도에 (④)개월 이상 환자진료 업무에 종사하지 아니한 사람 2. 보건복지부장관이 보수교육을 받기가 곤란하다고 인정하는 사람 **시행규칙 제23조(보수교육 관계 서류의 보존)** 제20조에 따라 보수교육을 실시하는 중앙회 등은 다음 각 호의 서류를 (⑤)년간 보존하여야 한다. 1. 보수교육 대상자명단(대상자의 교육 이수 여부가 명시되어야 한다) 2. 보수교육 면제자명단 3. 그 밖에 이수자의 교육 이수를 확인할 수 있는 서류	③ 유예 ④ 6 ⑤ 3
33조 ★	**(개설 등)** ② 다음 각 호의 어느 하나에 해당하는 자가 아니면 의료기관을 개설할 수 없다. 이 경우 (①)는 종합병원 · 병원 · 요양병원 · 정신병원 또는 의원을, 치과의사는 치과병원 또는 치과의원을, 한의사는 한방병원 · (②) 또는 한의원을, 조산사는 조산원만을 개설할 수 있다. 1. 의사, 치과의사, 한의사 또는 조산사 2. 국가나 지방자치단체 3. 의료업을 목적으로 설립된 법인(이하 "의료법인"이라 한다) 4. 「민법」이나 특별법에 따라 설립된 (③) 5. 「공공기관의 운영에 관한 법률」에 따른 준정부기관, 「지방의료원의 설립 및 운영에 관한 법률」에 따른 지방의료원, 「한국보훈복지의료공단법」에 따른 한국보훈복지의료공단 ③ 제2항에 따라 의원 · 치과의원 · 한의원 또는 조산원을 개설하려는 자는 보건복지부령으로 정하는 바에 따라 (④)에게 신고하여야 한다. ④ 제2항에 따라 종합병원 · 병원 · 치과병원 · 한방병원 · 요양병원 또는 정신병원을 개설하려면 제33조의 2에 따른 (⑤)의 심의를 거쳐 보건복지부령으로 정하는 바에 따라 시 · 도지사의 허가를 받아야 한다. 이 경우 시 · 도지사는 개설하려는 의료기관이 다음 각 호의 어느 하나에 해당하는 경우에는 개설허가를 할 수 없다. 1. 제36조에 따른 시설기준에 맞지 아니하는 경우 2. 제60조 제1항에 따른 기본시책과 같은 조 제2항에 따른 수급 및 관리계획에 적합하지 아니한 경우 ⑤ 제3항과 제4항에 따라 개설된 의료기관이 개설 장소를 이전하거나 개설에 관한 신고 또는 허가사항 중 보건복지부령으로 정하는 중요사항을 변경하려는 때에도 제3항 또는 제4항과 같다. ⑥ 조산원을 개설하는 자는 반드시 지도의사(指導醫師)를 정하여야 한다. ⑦ 다음 각 호의 어느 하나에 해당하는 경우에는 의료기관을 개설할 수 없다. 1. 약국 시설 안이나 구내인 경우 2. 약국의 시설이나 부지 일부를 분할 · 변경 또는 개수하여 의료기관을 개설하는 경우	① 의사 ② 요양병원 ③ 비영리법인 ④ 시장 · 군수 · 구청장 ⑤ 시 · 도 의료기관 개설위원회

조	법문내용	정답
	3. 약국과 전용 복도·계단·승강기 또는 구름다리 등의 통로가 설치되어 있거나 이런 것들을 설치하여 의료기관을 개설하는 경우 4. 「건축법」 등 관계 법령에 따라 허가를 받지 아니하거나 신고를 하지 아니하고 건축 또는 증축·개축한 건축물에 의료기관을 개설하는 경우 ⑧ 제2항 제1호의 의료인은 어떠한 명목으로도 둘 이상의 의료기관을 개설·운영할 수 없다. 다만, 2 이상의 의료인 면허를 소지한 자가 의원급 의료기관을 개설하려는 경우에는 하나의 장소에 한하여 면허 종별에 따른 의료기관을 함께 개설할 수 있다. ⑨ 의료법인 및 제2항 제4호에 따른 비영리법인(이하 이 조에서 "의료법인등"이라 한다)이 의료기관을 개설하려면 그 법인의 정관에 개설하고자 하는 의료기관의 소재지를 기재하여 대통령령으로 정하는 바에 따라 정관의 변경허가를 얻어야 한다(의료법인등을 설립할 때에는 설립 허가를 말한다. 이하 이 항에서 같다). 이 경우 그 법인의 주무관청은 정관의 변경허가를 하기 전에 그 법인이 개설하고자 하는 의료기관이 소재하는 시·도지사 또는 시장·군수·구청장과 협의하여야 한다. **시행규칙 제24조(가정간호)**★★★ 　① 법 제33조 제1항 제4호에 따라 의료기관이 실시하는 가정간호의 범위는 다음 각 호와 같다. 〈개정 2010. 3. 19.〉 　1. 간호 　2. 검체의 채취(보건복지부장관이 정하는 현장검사를 포함한다. 이하 같다) 및 운반 　3. ❻ 　4. 주사 　5. 응급처치 등에 대한 교육 및 훈련 　6. 상담 　7. 다른 보건의료기관 등에 대한 건강관리에 관한 의뢰 　② 가정간호를 실시하는 간호사는 「전문간호사 자격인정 등에 관한 규칙」에 따른 (❼)이어야 한다. 　③ 가정간호는 의사나 한의사가 의료기관 외의 장소에서 계속적인 치료와 관리가 필요하다고 판단하여 가정전문간호사에게 치료나 관리를 의뢰한 자에 대하여만 실시하여야 한다. 　④ 가정전문간호사는 가정간호 중 검체의 채취 및 운반, 투약, 주사 또는 치료적 의료행위인 간호를 하는 경우에는 의사나 한의사의 진단과 처방에 따라야 한다. 이 경우 의사 및 한의사 처방의 유효기간은 처방일부터 (❽)일까지로 한다. 　⑤ 가정간호를 실시하는 의료기관의 장은 가정전문간호사를 (❾)명 이상 두어야 한다. 　⑥ 가정간호를 실시하는 의료기관의 장은 가정간호에 관한 기록을 (❿)년간 보존하여야 한다.	❻ 투약 ❼ 가정전문간호사 ❽ 90 ❾ 2 ❿ 5
34조	**(원격의료)** ① 의료인(의료업에 종사하는 의사·치과의사·한의사만 해당한다)은 제33조 제1항에도 불구하고 컴퓨터·화상통신 등 정보통신기술을 활용하여 먼 곳에 있는 의료인에게 의료지식이나 기술을 지원하는 원격의료(이하 "원격의료"라 한다)를 할 수 있다. ② 원격의료를 행하거나 받으려는 자는 보건복지부령으로 정하는 시설과 장비를 갖추어야 한다. 〈개정 2008. 2. 29., 2010. 1. 18.〉 ③ 원격의료를 하는 자(이하 "원격지의사"라 한다)는 환자를 직접 대면하여 진료하는 경우와 같은 책임을 진다.	

조	법문내용	정답
	④ 원격지의사의 원격의료에 따라 의료행위를 한 의료인이 의사·치과의사 또는 한의사 (이하 "현지의사"라 한다)인 경우에는 그 의료행위에 대하여 원격지의사의 과실을 인정할 만한 명백한 근거가 없으면 환자에 대한 책임은 제3항에도 불구하고 현지의사에게 있는 것으로 본다.	
36조	**(준수사항)** 제33조 제2항 및 제8항에 따라 의료기관을 개설하는 자는 보건복지부령으로 정하는 바에 따라 다음 각 호의 사항을 지켜야 한다. 〈개정 2023. 10. 31.〉 　1. 의료기관의 종류에 따른 시설기준 및 규격에 관한 사항 　2. 의료기관의 안전관리시설 기준에 관한 사항 　3. 의료기관 및 요양병원의 운영 기준에 관한 사항 　4. 고가의료장비의 설치·운영 기준에 관한 사항 　5. 의료기관의 종류에 따른 의료인 등의 정원 기준에 관한 사항 　6. 급식관리 기준에 관한 사항 　7. 의료기관의 위생 관리에 관한 사항 　8. 의료기관의 의약품 및 일회용 의료기기의 사용에 관한 사항 　9. 의료기관의 「감염병의 예방 및 관리에 관한 법률」 제41조 제4항에 따른 감염병환자 등의 진료 기준에 관한 사항 　10. 의료기관 내 수술실, 분만실, 중환자실 등 감염관리가 필요한 시설의 출입 기준에 관한 사항 　11. 의료인 및 환자 안전을 위한 보안장비 설치 및 보안인력 배치 등에 관한 사항 　12. 의료기관의 신체보호대 사용에 관한 사항 　13. 의료기관의 의료관련감염 예방에 관한 사항 　14. <u>종합병원과 요양병원의 임종실 설치에 관한 사항</u> [시행일 : 2024. 8. 1.] 제36조 제14호 **시행규칙 제36조(요양병원의 운영)** 　① 법 제36조 제3호에 따른 요양병원의 입원 대상은 다음 각 호의 어느 하나에 해당하는 자로서 주로 요양이 필요한 자로 한다. 　1. (❶) 　2. 만성질환자 　3. 외과적 수술 후 또는 상해 후 회복기간에 있는 자 　② 제1항에도 불구하고 「감염병의 예방 및 관리에 관한 법률」 제41조 제1항에 따라 질병관리청장이 고시한 감염병에 걸린 같은 법 제2조 제13호부터 제15호까지에 따른 감염병환자, 감염병의사환자 또는 병원체보유자(이하 "감염병환자등"이라 한다) 및 같은 법 제42조 제1항 각 호의 어느 하나에 해당하는 감염병환자등은 요양병원의 입원 대상으로 하지 아니한다. 　③ 제1항에도 불구하고 「정신건강증진 및 정신질환자 복지서비스 지원에 관한 법률」 제3조 제1호에 따른 정신질환자((❷)는 제외한다)는 같은 법 제3조 제5호에 따른 정신의료기관 외의 요양병원의 입원 대상으로 하지 아니한다.	❶ 노인성 질환자 ❷ 노인성 치매환자

조	법문내용	정답
	시행규칙 제38조(의료인 등의 정원) ① 법 제36조 제5호에 따른 의료기관의 종류에 따른 의료인의 정원 기준에 관한 사항은 별표 5와 같다. [별표 5] 의료기관에 두는 의료인의 정원(제38조 관련) {표}	① 20 ② 3 ③ 2.5 ④ 12

[별표 5] 의료기관에 두는 의료인의 정원(제38조 관련)

구분	종합병원	병원	요양병원	의원
의사	연평균 1일 입원환자를 (①)명으로 나눈 수(이 경우 소수점은 올림). 외래환자 (②)명은 입원환자 1명으로 환산함	종합병원과 같음	연평균 1일 입원환자 80명까지는 2명으로 하되, 80명을 초과하는 입원환자는 매 40명마다 1명을 기준으로 함(한의사를 포함하여 환산함). 외래환자 3명은 입원환자 1명으로 환산함	종합병원과 같음
간호사 (치과의료기관의 경우는 치과위생사 또는 간호사)	연평균 1일 입원 환자를 (③)명으로 나눈 수(이 경우 소수점은 올림). 외래환자 (④)명은 입원환자 1명으로 환산함	종합병원과 같음	연평균 1일 입원환자 6명마다 1명을 기준으로 함(다만, 간호조무사는 간호사 정원의 3분의 2 범위 내에서 둘 수 있음). 외래환자 12명은 입원환자 1명으로 환산함	종합병원과 같음

조	법문내용	정답
37조	(진단용 방사선 발생장치) ① 진단용 방사선 발생장치를 설치·운영하려는 의료기관은 보건복지부령으로 정하는 바에 따라 시장·군수·구청장에게 (①)하여야 하며, 보건복지부령으로 정하는 안전관리기준에 맞도록 설치·운영하여야 한다.	① 신고
38조	(특수의료장비의 설치·운영) ① 의료기관은 보건의료 시책상 적정한 설치와 활용이 필요하여 보건복지부장관이 정하여 고시하는 의료장비(이하 "특수의료장비"라 한다)를 설치·운영하려면 보건복지부령으로 정하는 바에 따라 시장·군수·구청장에게 (①)하여야 하며, 보건복지부령으로 정하는 설치인정기준에 맞게 설치·운영하여야 한다.	① 등록
39조	(시설 등의 공동이용) ① 의료인은 다른 의료기관의 장의 동의를 받아 그 의료기관의 시설·장비 및 인력 등을 이용하여 진료할 수 있다. ② 의료기관의 장은 그 의료기관의 환자를 진료하는 데에 필요하면 해당 의료기관에 소속되지 아니한 의료인에게 진료하도록 할 수 있다. ③ 의료인이 다른 의료기관의 시설·장비 및 인력 등을 이용하여 진료하는 과정에서 발생한 의료사고에 대하여는 진료를 한 의료인의 과실 때문이면 그 의료인에게, 의료기관의 시설·장비 및 인력 등의 결함 때문이면 그것을 제공한 의료기관 개설자에게 각각 책임이 있는 것으로 본다.	

조	법문내용	정답
40조	**(폐업·휴업의 신고)** ① 의료기관 개설자는 의료업을 폐업하거나 (**①**)개월 이상 휴업(입원환자가 있는 경우에는 1개월 미만의 휴업도 포함한다. 이하 이 조에서 이와 같다)하려면 보건복지부령으로 정하는 바에 따라 관할 (**②**)에게 신고하여야 한다.	① 1 ② 시장·군수·구청장
41조	**(당직의료인)** ① 각종 병원에는 응급환자와 입원환자의 진료 등에 필요한 당직의료인을 두어야 한다. 〈개정 2016. 12. 20.〉 　**시행규칙 제39조의 18(당직의료인)** 　① 법 제41조 제2항에 따라 각종 병원에 두어야 하는 당직의료인의 수는 입원환자 200명까지는 의사·치과의사 또는 한의사의 경우에는 (**①**)명, 간호사의 경우에는 (**②**)명을 두되, 입원환자 200명을 초과하는 (**③**)명마다 의사·치과의사 또는 한의사의 경우에는 1명, 간호사의 경우에는 2명을 추가한 인원 수로 한다. ② 제1항에 따른 당직의료인의 수와 배치 기준은 병원의 종류, 입원환자의 수 등을 고려하여 보건복지부령으로 정한다.	① 1 ② 2 ③ 200
41조의 2	**(교육전담간호사)** ① 병원급 의료기관에는 신규 채용되거나 보임된 간호사, 간호대학생(이하 "신규간호사 등"이라 한다)에게 직무수행에 필요한 지식, 기술 및 역량 등을 전수하고 적응을 지원하기 위하여 교육전담간호사 양성교육을 이수하는 등 보건복지부령으로 정하는 자격을 갖춘 (**①**) 간호사를 두어야 한다. ③ 국가는 제1항에 따른 (**①**) 간호사 운영에 필요한 비용의 전부 또는 일부를 지원할 수 있다. [본조신설 2023.5.19.]	① 교육전담
47조	**(의료관련감염 예방)** ① 보건복지부령으로 정하는 일정 규모 이상의 병원급 의료기관의 장은 의료관련감염 예방을 위하여 감염관리위원회와 감염관리실을 설치·운영하고 보건복지부령으로 정하는 바에 따라 감염관리 업무를 수행하는 전담 인력을 두는 등 필요한 조치를 하여야 한다. 　**시행규칙 제43조(감염관리위원회 및 감염관리실의 설치 등)** 　① 법 제47조 제1항에서 "보건복지부령으로 정하는 일정 규모 이상의 병원급 의료기관"이란 (**①**)개 이상의 병상을 갖춘 병원급 의료기관을 말한다.	① 100
53조	**(신의료기술의 평가)** ① (**①**)은 국민건강을 보호하고 의료기술의 발전을 촉진하기 위하여 대통령령으로 정하는 바에 따라 제54조에 따른 신의료기술평가위원회의 심의를 거쳐 신의료기술의 (**②**) 등에 관한 평가(이하 "신의료기술평가"라 한다)를 하여야 한다.	① 보건복지부장관 ② 안전성·유효성

조	법문내용	정답
58조	**(의료기관 인증)** ① (❶)은 의료의 질과 환자 안전의 수준을 높이기 위하여 (❷)급 의료기관 및 대통령령으로 정하는 의료기관에 대한 인증을 할 수 있다. ② 보건복지부장관은 대통령령으로 정하는 바에 따라 의료기관 인증에 관한 업무를 제58조의 11에 따른 의료기관평가인증원에 위탁할 수 있다.	① 보건복지부장관 ② 병원
58조의 3	**(의료기관 인증기준 및 방법 등)** ① 의료기관 인증기준은 다음 각 호의 사항을 포함하여야 한다. 　1. 환자의 권리와 안전 　2. 의료기관의 의료서비스 질 향상 활동 　3. 의료서비스의 제공과정 및 성과 　4. 의료기관의 조직 · 인력관리 및 운영 　5. (❶) ② 인증등급은 (❷), 조건부인증 및 불인증으로 구분한다. 〈개정 2020. 3. 4.〉 ③ 인증의 유효기간은 (❸)년으로 한다. 다만, 조건부인증의 경우에는 유효기간을 (❹)년으로 한다. 〈개정 2020. 3. 4.〉 ④ 조건부인증을 받은 의료기관의 장은 유효기간 내에 보건복지부령으로 정하는 바에 따라 재인증을 받아야 한다. 〈개정 2020. 3. 4.〉	① 환자 만족도 ② 인증 ③ 4 ④ 1
58조의 4	**(의료기관 인증의 신청 및 평가)** ① 의료기관 인증을 받고자 하는 의료기관의 장은 보건복지부령으로 정하는 바에 따라 (❶)에게 신청할 수 있다. ② 제1항에도 불구하고 제3조 제2항 제3호에 따른 (❷)(「장애인복지법」 제58조 제1항 제4호에 따른 의료재활시설로서 제3조의 2에 따른 요건을 갖춘 의료기관은 제외한다)의 장은 보건복지부령으로 정하는 바에 따라 보건복지부장관에게 인증을 신청하여야 한다. ③ 제2항에 따라 인증을 신청하여야 하는 요양병원이 조건부인증 또는 불인증을 받거나 제58조의 10 제1항 제4호 및 제5호에 따라 인증 또는 조건부인증이 취소된 경우 해당 요양병원의 장은 보건복지부령으로 정하는 기간 내에 다시 인증을 신청하여야 한다.	① 보건복지부장관 ② 요양병원
58조의 5	**(이의신청)** ① 의료기관 인증을 신청한 의료기관의 장은 평가결과 또는 인증등급에 관하여 보건복지부장관에게 이의신청을 할 수 있다. ② 제1항에 따른 이의신청은 평가결과 또는 인증등급을 통보받은 날부터 (❶)일 이내에 하여야 한다. 다만, 책임질 수 없는 사유로 그 기간을 지킬 수 없었던 경우에는 그 사유가 없어진 날부터 기산한다.	① 30
58조의 7	**(인증의 공표 및 활용)** ① 보건복지부장관은 인증을 받은 의료기관에 관하여 인증기준, 인증 유효기간 및 제58조의 4 제4항에 따라 평가한 결과 등 보건복지부령으로 정하는 사항을 인터넷 홈페이지 등에 공표하여야 한다. 〈개정 2020. 3. 4.〉	

조	법문내용	정답
	② 보건복지부장관은 제58조의 4 제4항에 따른 평가 결과와 인증등급을 활용하여 의료기관에 대하여 다음 각 호에 해당하는 행정적·재정적 지원 등 필요한 조치를 할 수 있다. 〈개정 2020. 3. 4.〉 　1. 제3조의 4에 따른 상급종합병원 지정 　2. 제3조의 5에 따른 전문병원 지정 　3. 의료의 질 및 환자 안전 수준 향상을 위한 교육, 컨설팅 지원 　4. 그 밖에 다른 법률에서 정하거나 보건복지부장관이 필요하다고 인정한 사항	
60조의3	(간호인력 취업교육센터 설치 및 운영) ① 보건복지부장관은 간호·간병통합서비스 제공·확대 및 간호인력의 역량 강화와 원활한 수급을 위하여 다음 각 호의 업무를 수행하는 간호인력 취업교육센터를 지역별로 설치·운영할 수 있다. 〈개정 2023. 5. 19.〉 　1. 지역별, 의료기관별 간호인력 확보에 관한 현황 조사 　2. 제7조 제1항 제1호에 따른 간호학을 전공하는 대학이나 전문대학[구제(舊制) 전문학교와 간호학교를 포함한다] 졸업예정자와 신규 간호인력에 대한 취업교육 지원 　3. 간호인력의 지속적인 근무를 위한 경력개발 지원 　<u>4. (①) 간호사의 교육</u> 　<u>5. (②) 및 이직 간호인력의 취업교육 지원</u> 　<u>6. 그 밖에 간호인력의 취업교육 지원을 위하여 보건복지부령으로 정하는 사항</u>	① 교육전담 ② 유휴
63조	(시정 명령 등) ① 보건복지부장관 또는 (①)은 <u>의료기관이</u> 제15조 제1항, 제16조 제2항, 제21조 제1항 후단 및 같은 조 제2항·제3항, 제23조 제2항, 제34조 제2항, 제35조 제2항, 제36조, 제36조의2, 제37조 제1항·제2항, 제38조 제1항·제2항, 제38조의2, 제41조, <u>제41조의2 제1항·제4항, 제42조,</u> 제43조, 제45조, 제46조, 제47조 제1항, 제58조의4 제2항 및 제3항, 제62조 제2항을 위반한 때, <u>종합병원·상급종합병원·전문병원이</u> 각각 제3조의3 제1항·제3조의4 제1항·제3조의5 제2항에 따른 요건에 해당하지 아니하게 된 때, <u>의료기관의 장이</u> 제4조 제5항을 위반한 때 또는 <u>자율심의기구가</u> 제57조 제11항을 <u>위반한 때에는 일정한 기간을 정하여 그 시설·장비 등의 전부 또는 일부의 사용을 제한 또는 금지하거나 위반한 사항을 시정하도록 명할 수 있다.</u> 〈개정 2023. 5. 19.〉	① 시장·군수·구청장
65조 ★★★	(면허 취소와 재교부) ① 보건복지부장관은 의료인이 다음 각 호의 어느 하나에 해당할 경우에는 그 면허를 취소할 수 있다. 다만, 제(①)의 경우에는 면허를 취소하여야 한다. 〈개정 2023. 5. 19.〉 　1. 제8호 각 호의 어느 하나에 해당하게 된 경우. <u>다만, 의료행위 중 「형법」 제268조의 죄를 범하여 제8조 제4호부터 제6호까지의 어느 하나에 해당하게 된 경우에는 그러하지 아니하다.</u> 　2. 제66조에 따른 자격 정지 처분 기간 중에 의료행위를 하거나 (②)회 이상 자격 정지 처분을 받은 경우	① 1호·제8호 ② 3

조	법문내용	정답
	2의2. 제2항에 따라 면허를 재교부받은 사람이 제66조 제1항 각호의 어느 하나에 해당하는 경우 3. 제11조 제1항에 따른 면허 조건을 이행하지 아니한 경우 4. 제4조의3 제1항을 위반하여 (③) 5. 삭제 〈2016. 12. 20.〉 6. 제4조 제6항을 위반하여 사람의 생명 또는 신체에 중대한 위해를 발생하게 한 경우 7. 제27조 제5항을 위반하여 사람의 생명 또는 신체에 중대한 위해를 발생하게 할 우려가 있는 수술, 수혈, 전신마취를 의료인 아닌 자에게 하게 하거나 의료인에게 면허 사항 외로 하게 한 경우 8. 거짓이나 그 밖의 부정한 방법으로 제5조부터 제7조까지에 따른 의료인 면허발급 요건을 취득하거나 제9조에 따른 국가시험에 합격한 경우 ② 보건복지부장관은 제1항에 따라 면허가 취소된 자라도 취소의 원인이 된 사유가 없어지거나 개전(改悛)의 정이 뚜렷하다고 인정되고 대통령령으로 정하는 교육프로그램을 이수한 경우에는 면허를 재교부할 수 있다. 다만, 제1항 제3호에 따라 면허가 취소된 경우에는 취소된 날부터 (④)년 이내, 제1항 제2호 · 제2호의2에 따라 면허가 취소된 경우에는 취소된 날부터 (⑤)년 이내, 제1항 제4호 · 제6호 · 제7호 또는 제8조 제4호에 따른 사유로 면허가 취소된 경우에는 취소된 날부터 (⑥)년 이내, 제8조 제4호에 따른 사유로 면허가 취소된 사람이 다시 제8조 제4호에 따른 사유로 면허가 취소된 경우에는 취소된 날부터 10년 이내에는 재교부하지 못하고, 제1항 제8호에 따라 면허가 취소된 경우에는 재교부할 수 없다. 〈개정 2023. 5.19.〉 (형법 제268조 : 업무상 과실 · 중과실 치사상) 업무상 과실 또는 중대한 과실로 사람을 사망이나 상해에 이르게 한 자는 5년 이하의 금고 또는 2천만원 이하의 벌금에 처한다.	③ 면허를 대여한 경우 ④ 1 ⑤ 2 ⑥ 3
66조 ★★	(자격정지 등) ① 보건복지부장관은 의료인이 다음 각 호의 어느 하나에 해당하면(제65조 제1항 제2호의 2에 해당하는 경우는 제외한다) (①)년의 범위에서 면허자격을 정지시킬 수 있다. 이 경우 의료기술과 관련한 판단이 필요한 사항에 관하여는 관계 전문가의 의견을 들어 결정할 수 있다. 〈개정 2023. 5. 19.〉 1. 의료인의 품위를 심하게 손상시키는 행위를 한 때 2. 의료기관 개설자가 될 수 없는 자에게 고용되어 의료행위를 한 때 2의2. 일회용 의료기기를 한 번 사용한 후 다시 사용한 경우 3. 제17조 제1항 및 제2항에 따른 진단서 · 검안서 또는 증명서를 거짓으로 작성하여 내주거나 제22조 제1항에 따른 진료기록부등을 거짓으로 작성하거나 고의로 사실과 다르게 추가기재 · 수정한 때 4. 태아성감별을 한 경우 5. 삭제 〈2020. 12. 29.〉 6. 의료기사가 아닌 자에게 의료기사의 업무를 하게 하거나 의료기사에게 그 업무 범위를 벗어나게 한 때 7. 관련 서류를 위조 · 변조하거나 속임수 등 부정한 방법으로 진료비를 거짓 청구한 때 8. 삭제 〈2011. 8. 4.〉	① 1

조	법문내용	정답
	9. 제23조의 5를 위반하여 경제적 이익등을 제공받은 때 10. 그 밖에 이 법 또는 이 법에 따른 명령을 위반한 때 **시행령 제32조(의료인의 품위 손상 행위의 범위)★** ① 법 제66조 제2항에 따른 의료인의 품위 손상 행위의 범위는 다음 각 호와 같다. 1. 학문적으로 인정되지 아니하는 진료행위(조산 업무와 간호 업무를 포함한다. 이하 같다) 2. 비도덕적 진료행위 3. 거짓 또는 과대 광고행위 3의2.「방송법」제2조 제1호에 따른 방송,「신문 등의 진흥에 관한 법률」제2조 제1호·제2호에 따른 신문·인터넷신문,「잡지 등 정기간행물의 진흥에 관한 법률」제2조 제1호에 따른 정기간행물 또는 제24조 제1항 각 호의 인터넷 매체[이동통신단말장치에서 사용되는 애플리케이션(Application)을 포함한다]에서 다음 각 목의 건강·의학정보(의학, 치의학, 한의학, 조산학 및 간호학의 정보를 말한다. 이하 같다)에 대하여 거짓 또는 과장하여 제공하는 행위 가.「식품위생법」제2조 제1호에 따른 식품에 대한 건강·의학정보 나.「건강기능식품에 관한 법률」제3조 제1호에 따른 건강기능식품에 대한 건강·의학정보 다.「약사법」제2조 제4호부터 제7호까지의 규정에 따른 의약품, 한약, 한약제제 또는 의약외품에 대한 건강·의학정보 라.「의료기기법」제2조 제1항에 따른 의료기기에 대한 건강·의학정보 마.「화장품법」제2조 제1호부터 제3호까지의 규정에 따른 화장품, 기능성화장품 또는 유기농화장품에 대한 건강·의학정보 4. 불필요한 검사·투약(投藥)·수술 등 지나친 진료행위를 하거나 부당하게 많은 진료비를 요구하는 행위 5. 전공의(專攻醫)의 선발 등 직무와 관련하여 부당하게 금품을 수수하는 행위 6. 다른 의료기관을 이용하려는 환자를 영리를 목적으로 자신이 종사하거나 개설한 의료기관으로 유인하거나 유인하게 하는 행위 7. 자신이 처방전을 발급하여 준 환자를 영리를 목적으로 특정 약국에 유치하기 위하여 약국개설자나 약국에 종사하는 자와 담합하는 행위	
77조	**(전문의)** ① 의사·치과의사 또는 한의사로서 전문의가 되려는 자는 대통령령으로 정하는 수련을 거쳐 보건복지부장관에게 (①) 인정을 받아야 한다.	① 자격
78조	**(전문간호사)** ① 보건복지부장관은 간호사에게 간호사 면허 외에 전문간호사 (①)을 인정할 수 있다.	① 자격

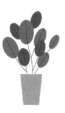

조	법문내용	정답
3조	(정의) 이 법에서 사용하는 용어의 뜻은 다음과 같다. 1. "(①)"란 국민의 건강을 보호 · 증진하기 위하여 국가 · 지방자치단체 · 보건의료기관 또는 보건의료인 등이 행하는 모든 활동을 말한다. 2. "(②)"란 국민의 건강을 보호 · 증진하기 위하여 보건의료인이 행하는 모든 활동을 말한다. 3. "(③)"이란 보건의료 관계 법령에서 정하는 바에 따라 자격 · 면허 등을 취득하거나 보건의료서비스에 종사하는 것이 허용된 자를 말한다. 4. "(④)"이란 보건의료인이 공중(公衆) 또는 특정 다수인을 위하여 보건의료서비스를 행하는 보건기관, 의료기관, 약국, 그 밖에 대통령령으로 정하는 기관을 말한다. 5. "공공보건의료기관"이란 국가 · 지방자치단체, 그 밖의 공공단체가 설립 · 운영하는 보건의료기관을 말한다. 6. "보건의료정보"란 보건의료와 관련한 지식 또는 부호 · 숫자 · 문자 · 음성 · 음향 · 영상 등으로 표현된 모든 종류의 자료를 말한다.	① 보건의료 ② 보건의료서비스 ③ 보건의료인 ④ 보건의료기관
5조	(보건의료인의 책임) ① 보건의료인은 자신의 학식과 경험, (①)에 따라 환자에게 양질의 적정한 보건의료서비스를 제공하기 위하여 노력하여야 한다. ② 보건의료인은 보건의료서비스의 제공을 요구받으면 정당한 이유 없이 이를 거부하지 못한다. ③ 보건의료인은 적절한 보건의료서비스를 제공하기 위하여 필요하면 보건의료서비스를 받는 자를 다른 보건의료기관에 소개하고 그에 관한 보건의료 자료를 다른 보건의료기관에 제공하도록 노력하여야 한다. ④ 보건의료인은 국가나 지방자치단체가 관리하여야 할 질병에 걸렸거나 걸린 것으로 의심되는 대상자를 발견한 때에는 그 사실을 관계 기관에 신고 · 보고 또는 통지하는 등 필요한 조치를 하여야 한다.	① 양심
6조	(환자 및 보건의료인의 권리) ① 모든 환자는 자신의 건강보호와 증진을 위하여 적절한 보건의료서비스를 받을 권리를 가진다. ② 보건의료인은 보건의료서비스를 제공할 때에 학식과 경험, (①)에 따라 환자의 건강보호를 위하여 적절한 보건의료기술과 치료재료 등을 선택할 권리를 가진다. 다만, 이 법 또는 다른 법률에 특별한 규정이 있는 경우에는 그러하지 아니하다.	① 양심

조	법문내용	정답
8조	**(국민의 참여)** 국가와 지방자치단체는 국민의 권리·의무 등 국민생활에 중대한 영향을 미치는 보건의료정책을 수립·시행하려면 이해관계인 등 (①)을 수렴하여야 한다.	① 국민의 의견
10조 ★	**(① 등)** ① 모든 국민은 이 법 또는 다른 법률에서 정하는 바에 따라 자신과 가족의 건강에 관하여 국가의 보호를 받을 권리를 가진다. ② 모든 국민은 성별, 나이, 종교, 사회적 신분 또는 경제적 사정 등을 이유로 자신과 가족의 건강에 관한 권리를 침해받지 아니한다.	① 건강권
11조 ★	**(보건의료에 관한 ①)** ① 모든 국민은 관계 법령에서 정하는 바에 따라 국가와 지방자치단체의 보건의료시책에 관한 내용의 공개를 청구할 권리를 가진다. ② 모든 국민은 관계 법령에서 정하는 바에 따라 보건의료인이나 보건의료기관에 대하여 자신의 보건의료와 관련한 기록 등의 열람이나 사본의 교부를 요청할 수 있다. 다만, 본인이 요청할 수 없는 경우에는 그 배우자·직계존비속 또는 배우자의 직계존속이, 그 배우자·직계존비속 및 배우자의 직계존속이 없거나 질병이나 그 밖에 직접 요청을 할 수 없는 부득이한 사유가 있는 경우에는 본인이 지정하는 대리인이 기록의 열람 등을 요청할 수 있다.	① 알권리
12조 ★	**(보건의료서비스에 관한 자기결정권)** 모든 국민은 보건의료인으로부터 자신의 질병에 대한 치료 방법, (①), (②) 등에 관하여 충분한 설명을 들은 후 이에 관한 동의 여부를 결정할 권리를 가진다.	① 의학적 연구 대상 여부 ② 장기이식 여부
13조 ★	**(비밀 보장)** 모든 국민은 보건의료와 관련하여 자신의 신체상·건강상의 비밀과 사생활의 비밀을 침해받지 아니한다.	
14조	**(보건의료에 관한 국민의 의무)** ① 모든 국민은 자신과 가족의 건강을 보호·증진하기 위하여 노력하여야 하며, 관계 법령에서 정하는 바에 따라 건강을 보호·증진하는 데에 필요한 비용을 부담하여야 한다. ② 누구든지 건강에 위해한 정보를 유포·광고하거나 건강에 위해한 기구·물품을 판매·제공하는 등 다른 사람의 건강을 해치거나 해칠 우려가 있는 행위를 하여서는 아니 된다. ③ 모든 국민은 보건의료인의 정당한 보건의료서비스와 지도에 협조한다.	
15조	**(보건의료발전계획의 수립 등)** ① (①)은 관계 중앙행정기관의 장과의 협의와 제20조에 따른 보건의료정책심의위원회의 심의를 거쳐 보건의료발전계획을 (②)년마다 수립하여야 한다. ② 보건의료발전계획에 포함되어야 할 사항은 다음 각 호와 같다. 　1. 보건의료 발전의 기본 목표 및 그 추진 방향 　2. 주요 보건의료사업계획 및 그 추진 방법	① 보건복지부장관 ② 5

조	법문내용	정답
	3. 보건의료자원의 조달 및 관리 방안 4. 지역별 병상 총량의 관리에 관한 시책 5. 보건의료의 제공 및 이용체계 등 보건의료의 효율화에 관한 시책 6. 중앙행정기관 간의 보건의료 관련 업무의 종합·조정 7. 노인·장애인 등 보건의료 취약계층에 대한 보건의료사업계획 8. 보건의료 통계 및 그 정보의 관리 방안 9. 그 밖에 보건의료 발전을 위하여 특히 필요하다고 인정되는 사항	
17조	(지역보건의료계획의 수립·시행) 특별시장·광역시장·도지사·특별자치도지사(이하 "(①)"라 한다) 및 (②)(자치구의 구청장을 말한다. 이하 같다)은 보건의료발전계획이 확정되면 관계 법령에서 정하는 바에 따라 지방자치단체의 실정을 감안하여 지역보건의료계획을 수립·시행하여야 한다.	① 시·도지사 ② 시장·군수·구청장
24조	(보건의료자원의 관리 등) ① 국가와 지방자치단체는 보건의료에 관한 인력, 시설, 물자, 지식 및 기술 등 보건의료자원을 개발·확보하기 위하여 종합적이고 체계적인 시책을 강구하여야 한다.	
31조	(평생국민건강관리사업) ① 국가와 지방자치단체는 생애주기(生涯週期)별 건강상 특성과 주요 건강위험요인을 고려한 평생국민건강관리를 위한 사업을 시행하여야 한다.	
32조	(여성과 어린이의 건강 증진) 국가와 지방자치단체는 여성과 어린이의 건강을 보호·증진하기 위하여 필요한 시책을 강구하여야 한다. 이 경우 여성의 건강증진시책에 연령별 특성이 반영되도록 하여야 한다.	
33조	(노인의 건강 증진) 국가와 지방자치단체는 노인의 질환을 조기에 발견하고 예방하며, 질병 상태에 따라 적절한 치료와 요양(療養)이 이루어질 수 있도록 하는 등 노인의 건강을 보호·증진하기 위하여 필요한 시책을 강구하여야 한다.	
34조 ★	(장애인의 건강 증진) 국가와 지방자치단체는 선천적·후천적 장애가 발생하는 것을 예방하고 장애인의 치료와 재활이 이루어질 수 있도록 하는 등 장애인의 건강을 보호·증진하기 위하여 필요한 시책을 강구하여야 한다.	
35조	(학교 보건의료) 국가와 지방자치단체는 학생의 건전한 발육을 돕고 건강을 보호·증진하며 건강한 성인으로 성장하기 위하여 요구되는 생활습관·정서 등을 함양하기 위하여 필요한 시책을 강구하여야 한다.	
36조	(산업 보건의료) 국가는 근로자의 건강을 보호·증진하기 위하여 필요한 시책을 강구하여야 한다.	

조	법문내용	정답
37조	(환경 보건의료) 국가와 지방자치단체는 국민의 건강을 보호·증진하기 위하여 쾌적한 환경의 유지와 환경오염으로 인한 건강상의 위해 방지 등에 필요한 시책을 강구하여야 한다.	
37조의 2 ★	(기후변화에 따른 국민건강영향평가 등) ① 질병관리청장은 국민의 건강을 보호·증진하기 위하여 지구온난화 등 기후변화가 국민건강에 미치는 영향을 5년마다 조사·평가(이하 "기후보건영향평가"라 한다)하여 그 결과를 공표하고 정책수립의 기초자료로 활용하여야 한다. ② 질병관리청장은 기후보건영향평가에 필요한 기초자료 확보 및 통계의 작성을 위하여 실태조사를 실시할 수 있다.	
38조	(식품위생·영양) 국가와 지방자치단체는 국민의 건강을 보호·증진하기 위하여 식품으로 인한 건강상의 위해 방지와 국민의 영양 상태의 향상 등에 필요한 시책을 강구하여야 한다.	
39조	(주요질병관리체계의 확립) 보건복지부장관은 국민건강을 크게 위협하는 질병 중에서 국가가 특별히 관리하여야 할 필요가 있다고 인정되는 질병을 선정하고, 이를 관리하기 위하여 필요한 시책을 수립·시행하여야 한다.	
40조 ★★★	(① 의 예방 및 관리) 국가와 지방자치단체는 감염병의 발생과 유행을 방지하고 감염병환자에 대하여 적절한 보건의료를 제공하고 관리하기 위하여 필요한 시책을 수립·시행하여야 한다.	① 감염병
41조 ★★★	(① 의 예방 및 관리) 국가와 지방자치단체는 암·고혈압 등 주요 만성질환(慢性疾患)의 발생과 증가를 예방하고 말기질환자를 포함한 만성질환자에 대하여 적절한 보건의료의 제공과 관리를 위하여 필요한 시책을 수립·시행하여야 한다.	① 만성질환
42조 ★★★	(① 보건의료) 국가와 지방자치단체는 정신질환의 예방과 정신질환자의 치료 및 사회복귀 등 국민의 정신건강 증진을 위하여 필요한 시책을 수립·시행하여야 한다.	① 정신
43조 ★★★	(① 보건의료) 국가와 지방자치단체는 구강질환(口腔疾患)의 예방 및 치료와 구강건강에 관한 관리 등 국민의 구강건강 증진을 위하여 필요한 시책을 수립·시행하여야 한다.	① 구강
55조	(보건의료 실태조사) ①(①)은 국민의 보건의료 수요 및 이용 행태, 보건의료에 관한 인력·시설 및 물자 등 보건의료 실태에 관한 전국적인 조사를 (②)년마다 실시하고 그 결과를 공표하여야 한다. 다만, 보건의료정책 수립에 필요하다고 인정하는 경우에는 임시 보건의료 실태조사를 실시할 수 있다.	① 보건복지부장관 ② 5

03 | 응급의료에 관한 법률

조	법문내용	정답
제2조	**(정의)** 이 법에서 사용하는 용어의 뜻은 다음과 같다. 〈개정 2021. 12. 21.〉 1. "응급환자"란 질병, 분만, 각종 사고 및 재해로 인한 부상이나 그 밖의 위급한 상태로 인하여 즉시 필요한 응급처치를 받지 아니하면 생명을 보존할 수 없거나 심신에 중대한 위해(危害)가 발생할 가능성이 있는 환자 또는 이에 준하는 사람으로서 보건복지부령으로 정하는 사람을 말한다. 2. "(①)"란 응급환자가 발생한 때부터 생명의 위험에서 회복되거나 심신상의 중대한 위해가 제거되기까지의 과정에서 응급환자를 위하여 하는 상담·구조(救助)·이송·응급처치 및 진료 등의 조치를 말한다. 3. "(②)"란 응급의료행위의 하나로서 응급환자의 기도를 확보하고 심장박동의 회복, 그 밖에 생명의 위험이나 증상의 현저한 악화를 방지하기 위하여 긴급히 필요로 하는 처치를 말한다. 4. "응급의료종사자"란 관계 법령에서 정하는 바에 따라 취득한 면허 또는 자격의 범위에서 응급환자에 대한 응급의료를 제공하는 의료인과 응급구조사를 말한다. 5. "응급의료기관"이란 「의료법」 제3조에 따른 의료기관 중에서 이 법에 따라 지정된 권역응급의료센터, 전문응급의료센터, 지역응급의료센터 및 지역응급의료기관을 말한다. [시행일: 2022. 12. 22.] 6. "구급차등"이란 응급환자의 이송 등 응급의료의 목적에 이용되는 자동차, 선박 및 항공기 등의 이송수단을 말한다. 7. "응급의료기관등"이란 응급의료기관, 구급차등의 운용자 및 응급의료지원센터를 말한다. 8. "응급환자이송업"이란 구급차등을 이용하여 응급환자 등을 이송하는 업(業)을 말한다.	① 응급의료 ② 응급처치
3조	(①) 모든 국민은 성별, 나이, 민족, 종교, 사회적 신분 또는 경제적 사정 등을 이유로 차별받지 아니하고 응급의료를 받을 권리를 가진다. 국내에 체류하고 있는 외국인도 또한 같다.	① 응급의료를 받을 권리

조	법문내용	정답
4조	(응급의료에 관한 ①) ① 모든 국민은 응급상황에서의 응급처치 요령, 응급의료기관등의 안내 등 기본적인 대응 방법을 알 권리가 있으며, 국가와 지방자치단체는 그에 대한 교육 · 홍보 등 필요한 조치를 마련하여야 한다. ② 모든 국민은 국가나 지방자치단체의 응급의료에 대한 시책에 대하여 알 권리를 가진다.	① 알 권리
5조	(응급환자에 대한 신고 및 협조 의무) ① (①) 응급환자를 발견하면 즉시 응급의료기관등에 신고하여야 한다. ② 응급의료종사자가 응급의료를 위하여 필요한 협조를 요청하면 누구든지 적극 협조하여야 한다.	① 누구든지

5조의 2	(① 에 대한 면책) 생명이 위급한 응급환자에게 다음 각 호의 어느 하나에 해당하는 응급의료 또는 응급처치를 제공하여 발생한 재산상 손해와 사상(死傷)에 대하여 고의 또는 중대한 과실이 없는 경우 그 행위자는 민사책임과 상해(傷害)에 대한 형사책임을 지지 아니하며 사망에 대한 형사책임은 감면한다.
	  1. 다음 각 목의 어느 하나에 해당하지 아니하는 자가 한 응급처치
	    가. 응급의료종사자
	    나. 「선원법」 제86조에 따른 선박의 응급처치 담당자, 「119구조 · 구급에 관한 법률」 제10조에 따른 구급대 등 다른 법령에 따라 응급처치 제공의무를 가진 자
	  2. 응급의료종사자가 업무수행 중이 아닌 때 본인이 받은 면허 또는 자격의 범위에서 한 응급의료
	  3. 제1호나목에 따른 응급처치 제공의무를 가진 자가 업무수행 중이 아닌 때에 한 응급처치
		① 선의의 응급의료

6조	(응급의료의 거부금지 등) ① 응급의료기관등에서 근무하는 응급의료종사자는 응급환자를 항상 진료할 수 있도록 응급의료업무에 성실히 종사하여야 한다. ② 응급의료종사자는 (①) 중에 응급의료를 요청받거나 응급환자를 발견하면 즉시 응급의료를 하여야 하며 정당한 사유 없이 이를 거부하거나 기피하지 못한다.	① 업무
7조 ★★	(응급환자가 아닌 사람에 대한 조치) ① 의료인은 응급환자가 아닌 사람을 응급실이 아닌 의료시설에 진료를 의뢰하거나 다른 의료기관에 이송할 수 있다. ② 진료의뢰 · 환자이송의 기준 및 절차 등에 관하여 필요한 사항은 대통령령으로 정한다.	
8조 ★★	(응급환자에 대한 우선 응급의료 등) ① 응급의료종사자는 응급환자에 대하여는 다른 환자보다 우선하여 상담 · 구조 및 응급처치를 하고 진료를 위하여 필요한 최선의 조치를 하여야 한다. ② 응급의료종사자는 응급환자가 2명 이상이면 (①)에 따라 더 위급한 환자부터 응급의료를 실시하여야 한다.	① 의학적 판단

조	법문내용	정답
9조	**(응급의료의 설명·동의)** ① 응급의료종사자는 다음 각 호의 어느 하나에 해당하는 경우를 제외하고는 응급환자에게 응급의료에 관하여 (①)하고 그 (②)를 받아야 한다. 　1. 응급환자가 의사결정능력이 없는 경우 　2. 설명 및 동의 절차로 인하여 응급의료가 지체되면 환자의 생명이 위험하여지거나 심신상의 중대한 장애를 가져오는 경우 ② 응급의료종사자는 응급환자가 의사결정능력이 없는 경우 법정대리인이 동행하였을 때에는 그 법정대리인에게 응급의료에 관하여 (③)하고 그 (④)를 받아야 하며, 법정대리인이 동행하지 아니한 경우에는 동행한 사람에게 (⑤)한 후 응급처치를 하고 의사의 (⑥)에 따라 응급진료를 할 수 있다. 　시행규칙 제3조(응급의료에 관한 설명·동의의 내용 및 절차) 　　① 법 제9조에 따라 응급환자 또는 그 법정대리인에게 응급의료에 관하여 설명하고 동의를 얻어야 할 내용은 다음 각 호와 같다. 〈개정 2008. 6. 13.〉 　　1. 환자에게 발생하거나 발생가능한 증상의 진단명 　　2. 응급검사의 내용 　　3. 응급처치의 내용 　　4. 응급의료를 받지 아니하는 경우의 예상결과 또는 예후 　　5. 그 밖에 응급환자가 설명을 요구하는 사항 　　② 제1항의 규정에 의한 설명·동의는 별지 제1호서식의 응급의료에 관한 설명·동의서에 의한다. 　　③ 응급의료종사자가 의사결정능력이 없는 응급환자의 법정대리인으로부터 제1항에 따른 동의를 얻지 못하였으나 응급환자에게 반드시 응급의료가 필요하다고 판단되는 때에는 의료인 1명 이상의 동의를 얻어 응급의료를 할 수 있다. 〈개정 2008. 6. 13.〉	① 설명 ② 동의 ③ 설명 ④ 동의 ⑤ 설명 ⑥ 의학적 판단
10조	**(응급의료 중단의 금지)** 응급의료종사자는 정당한 사유가 없으면 응급환자에 대한 응급의료를 중단하여서는 아니 된다.	
11조	**(응급환자의 이송)** ① 의료인은 해당 의료기관의 능력으로는 응급환자에 대하여 적절한 응급의료를 할 수 없다고 판단한 경우에는 지체 없이 그 환자를 적절한 응급의료가 가능한 다른 의료기관으로 이송하여야 한다. ② 의료기관의 장은 제1항에 따라 응급환자를 이송할 때에는 응급환자의 안전한 이송에 필요한 의료기구와 인력을 제공하여야 하며, 응급환자를 이송받는 의료기관에 진료에 필요한 (①)을 제공하여야 한다. ③ 의료기관의 장은 이송에 든 비용을 환자에게 청구할 수 있다.	① 의무기록
12조	**(응급의료 등의 방해 금지)** ① 누구든지 응급의료종사자(「의료기사 등에 관한 법률」제2조에 따른 의료기사와 「의료법」 제80조에 따른 간호조무사를 포함한다)와 구급차등의 응급환자에 대한 구조·이송·응급처치 또는 진료를 폭행, 협박, 위계(僞計), 위력(威力), 그 밖의 방법으로 방해하거나 의료기관 등의 응급의료를 위한 의료용 시설·기재(機材)·의약품 또는 그 밖의 기물(器物)을 파괴·손상하거나 점거하여서는 아니 된다. 〈개정 2023. 8. 8.〉	

조	법문내용	정답
	② <u>응급의료기관의 장 또는 응급의료기관 개설자</u>는 제1항을 위반하여 응급의료를 방해하거나 의료용 시설 등을 파괴 · 손상 또는 점거한 사실을 알게 된 경우에는 (①)에 즉시 신고하여야 하고, 이후 특별시장 · 광역시장 · 특별자치시장 · 도지사 · 특별자치도지사(이하 "시 · 도지사"라 한다) 또는 시장 · 군수 · 구청장(자치구의 구청장을 말한다.)에게 <u>통보</u>하여야 한다. 〈신설 2023. 8. 8.〉	① 수사기관
13조	(응급의료의 제공) 국가 및 지방자치단체는 응급환자의 보호, 응급의료기관등의 지원 및 설치 · 운영, 응급의료종사자의 양성, 응급이송수단의 확보 등 응급의료를 제공하기 위한 시책을 마련하고 시행하여야 한다.	
13조의 2	(응급의료기본계획 및 연차별 시행계획) ① (①)은 제13조에 따른 업무를 수행하기 위하여 제13조의5에 따른 중앙응급의료위원회의 심의를 거쳐 응급의료기본계획(이하 "기본계획"이라 한다)을 (②)년마다 수립하여야 한다. ③ 보건복지부장관은 기본계획을 확정한 때에는 지체 없이 이를 관계 중앙행정기관의 장과 (③)에게 통보하여야 한다. 〈개정 2023. 8. 8.〉 ④ 보건복지부장관은 보건의료 시책상 필요한 경우 제13조의5에 따른 중앙응급의료위원회의 심의를 거쳐 기본계획을 변경할 수 있다. ⑤ 보건복지부장관은 대통령령으로 정하는 바에 따라 기본계획에 따른 연차별 시행계획을 수립하여야 한다.	① 보건복지부장관 ② 5 ③ 시 · 도지사
14조	(구조 및 응급처치에 관한 교육) ① 보건복지부장관 또는 시 · 도지사는 응급의료종사자가 아닌 사람 중에서 다음 각 호의 어느 하나에 해당하는 사람에게 구조 및 응급처치에 관한 교육을 받도록 명할 수 있다. 이 경우 교육을 받도록 명받은 사람은 정당한 사유가 없으면 이에 따라야 한다. 　1. 구급차등의 운전자 　1의2. 제47조의 2 제1항 각 호의 어느 하나에 해당하는 시설 등에서 의료 · 구호 또는 안전에 관한 업무에 종사하는 사람 　2. 「여객자동차 운수사업법」 제3조 제1항에 따른 여객자동차운송사업용 자동차의 운전자 　3. 「학교보건법」 제15조에 따른 보건교사 　4. 도로교통안전업무에 종사하는 사람으로서 「도로교통법」 제5조에 규정된 경찰공무원등 　5. 「산업안전보건법」 제32조 제1항 각 호 외의 부분 본문에 따른 안전보건교육의 대상자 　6. 「체육시설의 설치 · 이용에 관한 법률」 제5조 및 제10조에 따른 체육시설에서 의료 · 구호 또는 안전에 관한 업무에 종사하는 사람	

조	법문내용	정답
	7. 「유선 및 도선 사업법」 제22조에 따른 인명구조요원 8. 「관광진흥법」 제3조 제1항 제2호부터 제6호까지의 규정에 따른 관광사업에 종사하는 사람 중 의료·구호 또는 안전에 관한 업무에 종사하는 사람 9. 「항공안전법」 제2조 제14호 및 제17호에 따른 항공종사자 또는 객실승무원 중 의료·구호 또는 안전에 관한 업무에 종사하는 사람 10. 「철도안전법」 제2조 제10호 가목부터 라목까지의 규정에 따른 철도종사자 중 의료·구호 또는 안전에 관한 업무에 종사하는 사람 11. 「선원법」 제2조 제1호에 따른 선원 중 의료·구호 또는 안전에 관한 업무에 종사하는 사람 12. 「화재의 예방 및 안전관리에 관한 법률」 제24조에 따른 소방안전관리자 중 대통령령으로 정하는 사람 13. 「국민체육진흥법」 제2조 제6호에 따른 체육지도자 14. 「유아교육법」 제22조 제2항에 따른 교사 15. 「영유아보육법」 제21조 제2항에 따른 보육교사	
15조	(응급의료정보통신망의 구축) ①(①)는 국민들에게 효과적인 응급의료를 제공하기 위하여 다음 각 호의 업무에 필요한 각종 자료 및 정보의 수집, 처리, 분석 및 제공 등을 수행하기 위한 "<u>응급의료정보통신망</u>"을 구축하여야 한다. 〈개정 2024. 1. 30.〉 1. 제25조 제1항 각 호에 따른 중앙응급의료센터의 업무 2. 제27조 제2항 각 호에 따른 응급의료지원센터의 업무 3. 그 밖에 보건복지부장관이 정하는 응급의료 관련 업무	① 국가 및 지방자치단체
15조의 2	(응급의료조사통계사업) (①)은 응급의료 관련 자료를 지속적이고 체계적으로 수집·분석하여 응급환자의 발생, 분포, 이송, 사망 및 후유 장애 현황 등 응급의료 관련 통계를 산출하기 위한 <u>조사·통계사업</u>을 시행할 수 있다. 이 경우 통계자료의 수집 및 통계의 작성 등에 관하여는 「통계법」을 준용한다. [본조신설 2024. 1. 30.]	① 보건복지부장관
15조의 3	(비상대응매뉴얼) ①(①)는 「재난 및 안전관리 기본법」 제3조 제1호 및 제2호의 재난 및 해외재난으로부터 국민과 주민의 생명을 보호하기 위하여 응급의료에 관한 기본적인 사항과 응급의료 지원 등에 관한 <u>비상대응매뉴얼을 마련</u>하고 의료인에게 이에 대한 교육을 실시하여야 한다.	① 국가와 지방자치단체
18조	(환자가 여러 명 발생한 경우의 조치) ①(①)은 재해 등으로 환자가 여러 명 발생한 경우에는 응급의료종사자에게 응급의료 업무에 종사할 것을 명하거나, 의료기관의 장 또는 구급차등을 운용하는 자에게 의료시설을 제공하거나 응급환자 이송 등의 업무에 종사할 것을 명할 수 있으며, 중앙행정기관의 장 또는 관계 기관의 장에게 협조를 요청할 수 있다.	① 보건복지부장관, 시·도지사 또는 시·군·구청장

조	법문내용	정답
22조	**(미수금의 대지급)** ① 의료기관과 구급차등을 운용하는 자는 응급환자에게 응급의료를 제공하고 그 비용을 받지 못하였을 때에는 그 비용 중 응급환자 본인이 부담하여야 하는 금액(이하 "미수금"이라 한다)에 대하여는 기금관리기관의 장(①)에게 대신 지급하여 줄 것을 청구할 수 있다. ② 기금관리기관의 장은 제1항에 따라 의료기관 등이 미수금에 대한 대지급을 청구하면 보건복지부령으로 정하는 기준에 따라 심사하여 그 미수금을 기금에서 대신 지급하여야 한다. ③ 국가나 지방자치단체는 제2항에 따른 대지급에 필요한 비용을 기금관리기관의 장에게 보조할 수 있다. ④ 기금관리기관의 장은 제2항에 따라 미수금을 대신 지급한 경우에는 응급환자 본인과 그 배우자, 응급환자의 1촌의 (②) 및 그 배우자 또는 다른 법령에 따른 진료비 부담 의무자에게 그 대지급금(代支給金)을 구상(求償)할 수 있다.	① 심사평가원의 장 ② 직계혈족
23조	**(응급의료수가의 지급기준)** ① 응급의료수가(應急醫療酬價)의 지급기준은 (①)이 정한다.	① 보건복지부장관
25조	**(중앙응급의료센터)** [시행일: 2022. 12. 22.] ①(①)은 응급의료에 관한 다음 각 호의 업무를 수행하게 하기 위하여 중앙응급의료센터를 설치·운영할 수 있다. 〈개정 2014. 1. 30.〉 　1. 응급의료기관등에 대한 평가 및 질을 향상시키는 활동에 대한 지원 　2. 응급의료종사자에 대한 교육훈련 　3. 제26조에 따른 권역응급의료센터 간의 업무조정 및 지원 　4. 응급의료 관련 연구 　5. 국내외 재난 등의 발생 시 응급의료 관련 업무의 조정, 관련 정보의 수집·제공 및 응급환자 현황 파악과 추적 관리 　6. 응급의료정보통신망의 구축 및 관리·운영과 그에 따른 업무 　7. 제15조의 2에 따른 응급의료 관련 조사·통계사업에 관한 업무 　8. 응급처치 관련 교육 및 응급장비 관리에 관한 지원 　9. 응급환자 이송체계 운영 및 관리에 관한 지원 　10. 응급의료분야 의료취약지 관리 업무 　11. 그 밖에 보건복지부장관이 정하는 응급의료 관련 업무	① 보건복지부장관

조	법문내용	정답

26조
★
	(권역응급의료센터의 지정)
	①(①)은 응급의료에 관한 다음 각 호의 업무를 수행하게 하기 위하여 「의료법」 제3조의 4에 따른 (②) 또는 같은 법 제3조의 3에 따른 (③)병상을 초과하는 종합병원 중에서 권역응급의료센터를 지정할 수 있다.
	  1. (④)환자 중심의 진료
	  2. 재난 대비 및 대응 등을 위한 거점병원으로서 보건복지부령으로 정하는 업무
	  3. 권역(圈域) 내에 있는 응급의료종사자에 대한 교육·훈련
	  4. 권역 내 다른 의료기관에서 제11조에 따라 이송되는 중증응급환자에 대한 수용
	  5. 그 밖에 보건복지부장관이 정하는 권역 내 응급의료 관련 업무
		① 보건복지부장관
		② 상급종합병원
		③ 300
		④ 중증응급

27조	(응급의료지원센터의 설치 및 운영)
	①(①)은 응급의료를 효율적으로 제공할 수 있도록 응급의료자원의 분포와 주민의 생활권을 고려하여 지역별로 응급의료지원센터를 설치·운영하여야 한다.
	② 응급의료지원센터의 업무는 다음 각 호와 같다.
	  1. 삭제
	  2. 삭제
	  3. 응급의료에 관한 각종 정보의 관리 및 제공
	  4. 삭제
	  5. 지역 내 응급의료종사자에 대한 교육훈련
	  6. 지역 내 응급의료기관 간 업무조정 및 지원
	  7. 지역 내 응급의료의 질 향상 활동에 관한 지원
	  8. 지역 내 재난 등의 발생 시 응급의료 관련 업무의 조정 및 지원
	  9. 그 밖에 보건복지부령으로 정하는 응급의료 관련 업무
		① 보건복지부장관

29조	(전문응급의료센터의 지정) ①(①)은 (②)환자, (③)환자 및 (④)환자 등에 대한 응급의료를 위하여 권역응급의료센터, 지역응급의료센터 중에서 분야별로 전문응급의료센터를 지정할 수 있다. 〈개정 2021. 12. 21.〉	① 보건복지부장관 ② 소아 ③ 화상 ④ 독극물 중독

30조	(지역응급의료센터의 지정)
	①(①)는 응급의료에 관한 다음 각 호의 업무를 수행하게 하기 위하여 「의료법」제3조의 3에 따른 (②) 중에서 지역응급의료센터를 지정할 수 있다. 〈개정 2021. 12. 21.〉
	  1. 응급환자의 진료
	  2. 제11조에 따라 응급환자에 대하여 적절한 응급의료를 할 수 없다고 판단한 경우 신속한 이송
		① 시·도지사
		② 종합병원

조	법문내용	정답
30조의 2	**(권역외상센터의 지정)** ① (①)은 외상환자의 응급의료에 관한 다음 각 호의 업무를 수행하게 하기 위하여 권역응급의료센터, 전문응급의료센터 및 지역응급의료센터 중 권역외상센터를 지정할 수 있다. 〈개정 2021. 12. 21.〉 1. (②)환자의 진료 2. 외상의료에 관한 연구 및 외상의료표준의 개발 3. 외상의료를 제공하는 의료인의 교육훈련 4. 대형 재해 등의 발생 시 응급의료 지원 5. 그 밖에 보건복지부장관이 정하는 외상의료 관련 업무	① 보건복지부장관 ② 외상
30조의 3	**(지역외상센터의 지정)** ① (①)는 관할 지역의 주민에게 적정한 외상의료를 제공하기 위하여 응급의료기관 중 지역외상센터를 지정할 수 있다.	① 시·도지사
30조의 5	**(정신질환자응급의료센터의 지정 등)** ① (①)은 정신질환자(「정신건강증진 및 정신질환자 복지서비스 지원에 관한 법률」 제3조 제1호에 따른 정신질환자를 말한다. 이하 같다)에 대한 응급의료를 위하여 응급의료기관 중 정신질환자응급의료센터를 지정할 수 있다.	① 보건복지부장관
31조	**(지역응급의료기관의 지정)** ① (①)은 응급의료에 관한 다음 각 호의 업무를 수행하게 하기 위하여 (②) 중에서 지역응급의료기관을 지정할 수 있다. 다만, 시·군의 경우에는 「의료법」 제3조 제2항 제3호 가목의 (③) 중에서 지정할 수 있다. 1. 응급환자의 진료 2. 제11조에 따라 응급환자에 대하여 적절한 응급의료를 할 수 없다고 판단한 경우 신속한 이송 ② 지역응급의료기관의 지정 기준·방법·절차와 업무 등에 필요한 사항은 시·군·구의 응급의료 수요와 공급 등을 고려하여 보건복지부령으로 정한다. **시행규칙 제18조의 3(응급환자의 중증도 분류 등)** ① 응급의료기관의 장은 법 제31조의 4 제1항에 따라 응급실의 입구에 환자분류소를 설치하여 보건복지부장관이 정하는 교육을 이수한 의사, 간호사 또는 1급 응급구조사가 응급환자 등의 중증도를 분류하고, 감염병 의심환자 등을 선별하도록 해야 한다. 〈개정 2020. 12. 16.〉 ② 제1항에 따라 응급환자 등의 중증도를 분류하거나 감염병 의심환자 등을 선별할 때에는 환자의 주요증상, 활력징후(호흡, 맥박, 혈압, 체온), 의식 수준, 손상 기전, 통증 정도 등을 고려해야 하며 그 세부적인 기준·방법 및 절차 등은 보건복지부장관이 고시하는 한국 응급환자 중증도 분류기준에 따른다. 〈개정 2020. 12. 16.〉	① 시장·군수·구청장 ② 종합병원 ③ 병원

조	법문내용	정답
31조의 2	**(응급의료기관의 운영)** ① 응급의료기관은 응급환자를 (①)시간 진료할 수 있도록 응급의료기관의 지정기준에 따라 시설, 인력 및 장비 등을 유지하여 운영하여야 한다. ② 제1항에 따른 인력 및 장비에는 보안인력과 보안장비가 포함되어야 한다.	① 24
31조의 3	**(응급의료기관의 재지정)** ① 보건복지부장관 및 시·도지사, 시장·군수·구청장은 (①)년마다 해당 지정권자가 지정한 모든 응급의료기관을 대상으로 다음 각 호의 사항을 반영하여 재지정하거나 지정을 취소할 수 있다. 다만, 제1호를 충족하지 못한 경우에는 지정을 취소하여야 한다. 　1. 제31조의 2에 따른 지정기준의 준수 　2. 제17조에 따른 응급의료기관의 평가 결과 　3. 그 밖에 보건복지부령으로 정하는 사항	① 3
31조의 4	**(환자의 중증도 분류 및 감염병 의심환자 등의 선별)** ① 응급의료기관의 장 및 구급차등의 운용자는 응급환자 등에 대한 신속하고 적절한 이송·진료와 응급실의 감염예방을 위하여 보건복지부령으로 정하는 바에 따라 응급환자 등의 중증도를 분류하고 감염병 의심환자 등을 선별하여야 한다. ② 응급의료기관의 장은 제1항에 따라 선별된 감염병 의심환자 등을 격리 진료할 수 있도록 시설 등을 확보하여야 한다.	
31조의 5	**(응급실 출입 제한)** ① 응급환자의 신속한 진료와 응급실 감염예방 등을 위하여 다음 각 호의 어느 하나에 해당하는 사람 외에는 응급실에 출입하여서는 아니 된다. 　1. 응급실 환자 　2. 응급의료종사자(이에 준하는 사람을 포함한다) 　3. 응급실 환자의 보호자로서 진료의 보조에 필요한 사람 ② 응급의료기관의 장은 제1항에 따라 응급실 출입이 제한된 사람이 응급실에 출입할 수 없도록 관리하여야 하고, 응급실에 출입하는 사람의 성명 등을 기록·관리하여야 한다. ③ 제1항의 응급실 출입기준 및 제2항의 출입자의 명단 기록·관리에 필요한 사항은 보건복지부령으로 정한다. 시행규칙 제18조의 4(응급실 출입 제한) 　① 법 제31조의 5 제1항 제3호에 따라 응급의료기관의 장이 응급실 출입을 허용할 수 있는 환자의 보호자는 (①)명으로 한다. 다만, 다음 각 호의 경우에는 2명으로 할 수 있다. 〈개정 2019. 9. 27.〉 　1. 소아, 장애인, 술 취한 사람 또는 정신질환자의 진료 보조를 위하여 필요한 경우 　2. 그 밖에 진료 보조를 위하여 응급의료기관의 장이 필요하다고 인정하는 경우 　② 응급실 환자의 보호자로서 다음 각 호의 어느 하나에 해당하는 사람은 응급실에 출입하여서는 아니 된다. 〈개정 2019. 9. 27.〉 　1. 발열·기침 등 감염병의 의심 증상이 있는 사람 　2. 응급의료종사자에게 위해를 끼치거나 끼칠 위험이 있는 사람 　3. 술 취한 사람, 폭력행위자 등 다른 환자의 진료에 방해가 될 수 있는 사람 　4. 그 밖에 응급의료기관의 장이 응급환자의 신속한 진료와 응급실 감염예방 등을 위하여 출입을 제한할 필요가 있다고 인정하는 사람	① 1

조	법문내용	정답
	③ 응급의료기관의 장은 법 제31조의 5 제1항 제3호에 따라 응급실에 출입하는 사람에게 출입증을 교부하여야 한다. ④ 응급의료기관의 장은 제1항에 따라 응급실에 출입하는 사람의 성명, 환자와의 관계, 입실·퇴실 일시, 연락처, 발열·기침 여부 등을 기록(전자문서로 된 기록을 포함한다)·관리하고, 1년간 보존하여야 한다. ⑤ 응급의료기관의 장은 응급실 출입 제한에 관한 세부 사항을 응급실 입구 등에 게시하여야 한다.	
32조	(비상진료체계) ① 응급의료기관은 공휴일과 야간에 당직응급의료종사자를 두고 응급환자를 언제든지 진료할 준비체계(이하 "비상진료체계"라 한다)를 갖추어야 한다.	
33조	(예비병상의 확보) ① 응급의료기관은 응급환자를 위한 예비병상을 확보하여야 하며 예비병상을 응급환자가 아닌 사람이 사용하게 하여서는 아니 된다. ② 예비병상의 확보 및 유지에 필요한 사항은 보건복지부령으로 정한다. 규칙 제20조(예비병상의 확보 및 유지) ① 응급의료기관이 법 제33조의 규정에 따라 확보하여야 하는 예비병상의 수는 「의료법」 제33조 제4항에 따라 허가받은 병상 수의 (①)이상(병·의원의 경우에는 1병상 이상)으로 한다. ② 응급의료기관은 응급실을 전담하는 의사(이하 "전담의사"라 한다)가 입원을 의뢰한 응급환자에 한하여 제1항에 따른 예비병상을 사용하게 해야 한다. 다만, 최근의 응급환자발생상황과 다음 날의 예비병상 확보가능성 등을 고려하여 매일 오후 10시 이후에는 응급실에 있는 응급환자중 입원 등의 필요성이 더 많이 요구되는 환자의 순으로 예비병상을 사용하도록 할 수 있다.	① 100분의 1
33조의 2	(응급실 체류 제한) ① 응급의료기관의 장은 환자의 응급실 체류시간을 최소화하고 입원진료가 필요한 응급환자는 신속하게 입원되도록 조치하여야 한다. ② 권역응급의료센터 및 지역응급의료센터의 장은 (①)시간을 초과하여 응급실에 체류하는 환자의 비율을 보건복지부령으로 정하는 기준 미만으로 유지하여야 한다. 시행규칙 제20조의 2(응급실 체류 제한) 법 제33조의 2 제2항에서 "보건복지부령으로 정하는 기준"이란 연 (②)를 말한다. [본조신설 2017. 12. 1.]	① 24 ② 100분의 5
34조	(당직의료기관의 지정) 보건복지부장관, 시·도지사 또는 시장·군수·구청장은 공휴일 또는 야간이나 그 밖에 응급환자 진료에 지장을 줄 우려가 있다고 인정할 만한 이유가 있는 경우에는 응급환자에 대한 응급의료를 위하여 보건복지부령으로 정하는 바에 따라 의료기관의 종류별·진료과목별 및 진료기간별로 당직의료기관을 지정하고 이들로 하여금 응급의료를 하게 할 수 있다.	

조	법문내용	정답
34조의2	**(야간·휴일 소아 진료기관의 지정)** ① (①) 또는 (②)는 응급실 과밀화 해소 및 소아환자에 대한 의료 공백 방지를 위하여 「의료법」 제3조에 따른 의료기관 중에서 야간 또는 휴일에 소아환자를 진료하는 <u>야간·휴일 소아 진료기관을 지정할 수 있다.</u> ② 보건복지부장관, (③) 또는 (④)은 <u>야간·휴일 소아 진료기관에 대한 행정적·재정적 지원을 할 수 있다.</u> [본조신설 2024. 1. 30.]	① 보건복지부장관 ② 시·도지사 ③ 시·도지사 ④ 시장·군수·구청장
36조	**(응급구조사의 자격)** ① 응급구조사는 업무의 범위에 따라 1급 응급구조사와 2급 응급구조사로 구분한다. ② 1급 응급구조사가 되려는 사람은 다음 각 호의 어느 하나에 해당하는 사람으로서 보건복지부장관이 실시하는 시험에 합격한 후 보건복지부장관의 (①)인정을 받아야 한다. 　1. 대학 또는 전문대학에서 응급구조학을 전공하고 졸업한 사람 　2. 보건복지부장관이 정하여 고시하는 기준에 해당하는 외국의 응급구조사 자격인정을 받은 사람 　3. 2급 응급구조사로서 응급구조사의 업무에 3년 이상 종사한 사람 ③ 2급 응급구조사가 되려는 사람은 다음 각 호의 어느 하나에 해당하는 사람으로서 보건복지부장관이 실시하는 시험에 합격한 후 보건복지부장관의 자격인정을 받아야 한다. 　1. 보건복지부장관이 지정하는 응급구조사 양성기관에서 대통령령으로 정하는 양성과정을 마친 사람 　2. 보건복지부장관이 정하여 고시하는 기준에 해당하는 외국의 응급구조사 자격인정을 받은 사람 시행규칙 별표 14 ■ 응급의료에 관한 법률 시행규칙 [별표 14] **응급구조사의 업무범위**(제33조관련) 1. 1급 응급구조사의 업무범위 　가. 심폐소생술의 시행을 위한 기도유지(기도기(airway)의 삽입, 기도삽관(intubation), 후두마스크 삽관 등을 포함한다) 　나. 정맥로의 확보 　다. 인공호흡기를 이용한 호흡의 유지 　라. 약물투여 : 저혈당성 혼수시 포도당의 주입, 흉통시 니트로글리세린의 혀아래(설하) 투여, 쇼크시 일정량의 수액투여, 천식발작시 기관지확장제 흡입 　마. 제2호의 규정에 의한 2급 응급구조사의 업무 2. 2급 응급구조사의 업무범위 　가. 구강내 이물질의 제거 　나. 기도기(airway)를 이용한 기도유지 　다. 기본 심폐소생술 　라. 산소투여 　마. 부목·척추고정기·공기 등을 이용한 사지 및 척추 등의 고정 　바. 외부출혈의 지혈 및 창상의 응급처치	① 자격

조	법문내용	정답
	사. 심박·체온 및 혈압 등의 측정 아. 쇼크방지용 하의 등을 이용한 혈압의 유지 자. 자동심장충격기를 이용한 규칙적 심박동의 유도 차. 흉통시 니트로글리세린의 혀아래(설하) 투여 및 천식발작시 기관지확장제 흡입(환자가 해당약물을 휴대하고 있는 경우에 한함)	
36조의 3	(응급구조사 실태 등의 신고) ① 응급구조사는 대통령령으로 정하는 바에 따라 최초로 자격을 받은 후부터 (①)년마다 그 실태와 취업상황을 보건복지부장관에게 신고하여야 한다.	① 3
37조	(결격사유) 다음 각 호의 어느 하나에 해당하는 사람은 응급구조사가 될 수 없다. 1. 「정신건강증진 및 정신질환자 복지서비스 지원에 관한 법률」 제3조 제1호에 따른 (①). 다만, 전문의가 응급구조사로서 적합하다고 인정하는 사람은 그러하지 아니하다. 2. 마약·대마 또는 향정신성의약품 중독자 3. (②) 4. 다음 각 목의 어느 하나에 해당하는 법률을 위반하여 (③) 이상의 실형을 선고받고 그 집행이 끝나지 아니하거나 면제되지 아니한 사람 가. 이 법 나. 「형법」 제233조, 제234조, 제268조(의료과실만 해당한다), 제269조, 제270조 제1항부터 제3항까지, 제317조 제1항 다. 「보건범죄 단속에 관한 특별조치법」, 「지역보건법」, 「국민건강증진법」, 「후천성면역결핍증 예방법」, 「의료법」, 「의료기사 등에 관한 법률」, 「시체 해부 및 보존 등에 관한 법률」, 「혈액관리법」, 「마약류 관리에 관한 법률」, 「모자보건법」, 「국민건강보험법」	① 정신질환자 ② 피성년후견인·피한정후견인 ③ 금고
38조	(부정행위에 대한 제재) ① 부정한 방법으로 응급구조사시험에 응시한 사람 또는 응급구조사시험에서 부정행위를 한 사람에 대하여는 그 수험을 정지시키거나 합격을 무효로 한다. ② 보건복지부장관은 제1항에 따라 수험이 정지되거나 합격이 무효로 된 사람에 대하여 처분의 사유와 위반 정도 등을 고려하여 대통령령으로 정하는 바에 따라 그 다음에 치러지는 응급구조사시험 응시를 (①)회의 범위에서 제한할 수 있다.	① 3
40조	(비밀 준수 의무) 응급구조사는 직무상 알게 된 비밀을 누설하거나 공개하여서는 아니 된다.	
41조	(응급구조사의 업무) ① 응급구조사는 응급환자가 발생한 현장에서 응급환자에 대하여 상담·구조 및 이송 업무를 수행하며, 「의료법」 제27조의 무면허 의료행위 금지 규정에도 불구하고 보건복지부령으로 정하는 범위에서 현장에 있거나 이송 중이거나 의료기관 안에 있을 때에는 응급처치의 업무에 종사할 수 있다.	

조	법문내용	정답
42조	**(업무의 제한)** 응급구조사는 (①)로부터 구체적인 지시를 받지 아니하고는 제41조에 따른 응급처치를 하여서는 아니 된다. 다만, 보건복지부령으로 정하는 응급처치를 하는 경우와 급박한 상황에서 통신의 불능(不能) 등으로 의사의 지시를 받을 수 없는 경우에는 그러하지 아니하다. **시행규칙 제34조(경미한 응급처치)** 법 제42조 단서의 규정에 따라 응급구조사가 의사의 지시를 받지 아니하고 행할 수 있는 응급처치의 범위는 제33조의 규정에 의한 (②)급 응급구조사의 업무범위와 같다.	① 의사 ② 2
43조	**(응급구조사의 보수교육 등)** ① 보건복지부장관은 응급구조사의 자질향상을 위하여 필요한 보수교육을 (①)년 실시하여야 한다.	① 매
43조의 2	**(응급구조학을 전공하는 학생의 응급처치 허용)** 대학 또는 전문대학에서 응급구조학을 전공하는 학생은 보건복지부령으로 정하는 경우에 한하여 (①)로부터 구체적인 지시를 받아 응급처치를 할 수 있다. 이 경우 제39조부터 제41조까지 및 제41조의 2에 따른 응급구조사에 관한 규정을 준용한다.	① 의사
44조	**(구급차등의 운용자)** ① 다음 각 호의 어느 하나에 해당하는 자 외에는 구급차등을 운용할 수 없다. 　1. 국가 또는 지방자치단체 　2. 「의료법」 제3조에 따른 의료기관 　3. 다른 법령에 따라 구급차등을 둘 수 있는 자 　4. 이 법에 따라 응급환자이송업(이하 "이송업"이라 한다)의 허가를 받은 자 　5. 응급환자의 이송을 목적사업으로 하여 보건복지부장관의 설립허가를 받은 (①)	① 비영리법인
45조	**(다른 용도에의 사용 금지)** ① 구급차등은 다음 각 호의 용도 외에는 사용할 수 없다. 　1. (①) 이송 　2. 응급의료를 위한 혈액, 진단용 검사대상물 및 진료용 장비 등의 운반 　3. 응급의료를 위한 응급의료종사자의 운송 　4. 사고 등으로 현장에서 사망하거나 진료를 받다가 사망한 사람을 의료기관 등에 이송 　5. 그 밖에 보건복지부령으로 정하는 용도 **시행규칙 제37조(구급차등의 용도)** 법 제45조 제1항 제5호에서 "보건복지부령으로 정하는 용도"란 다음 각 호의 용도를 말한다. 〈개정 2008. 3. 3., 2010. 3. 19., 2014. 5. 1., 2019. 12. 31.〉 　1. 「지역보건법」 제2조 제1호에 따른 지역보건의료기관에서 행하는 보건사업의 수행에 필요한 업무 　2. 구급차등의 이용이 불가피한 척추장애환자 또는 거동이 불편한 환자의 이송 　3. 다수인이 모이는 행사 등에서 발생되는 응급환자 이송을 위한 대기	① 응급환자

조	법문내용	정답
46조의 3	**(응급의료 전용헬기)** ① 보건복지부장관 또는 시 · 도지사는 응급의료 취약지역 응급환자의 신속한 이송 및 응급처치 등을 위하여 응급환자 항공이송을 전담하는 헬리콥터(이하 "응급의료 전용헬기"라 한다)를 운용할 수 있다.	
47조의 2	**(심폐소생을 위한 응급장비의 구비 등의 의무)** ① 다음 각 호의 어느 하나에 해당하는 시설 등의 소유자 · 점유자 또는 관리자는 자동심장충격기 등 심폐소생술을 할 수 있는 응급장비를 갖추어야 한다. 〈개정 2023. 8. 16.〉 　1.「공공보건의료에 관한 법률」제2조 제3호에 따른 공공보건의료기관 　2.「119구조 · 구급에 관한 법률」제10조에 따른 구급대와 「의료법」제3조에 따른 의료기관에서 운용 중인 구급차 　3.「항공안전법」제2조 제1호에 따른 항공기 중 항공운송사업에 사용되는 여객 항공기 및 「공항시설법」제2조 제3호에 따른 공항 　4.「철도산업발전 기본법」제3조 제4호에 따른 철도차량 중 객차 　5.「선박법」제1조의 2 제1항 제1호 및 제2호에 따른 선박 중 총톤수 20톤 이상인 선박 　6. 대통령령으로 정하는 규모 이상의 「건축법」제2조 제2항 제2호에 따른 공동주택 　6의2.「산업안전보건법」제18조에 따라 보건관리자를 두어야 하는 사업장 중 상시근로자가 300명 이상인 사업장 　<u>6의3.「관광진흥법」제52조에 따라 지정된 관광지 및 관광단지 중 실제 운영 중인 관광지 및 관광단지에 소재하는 대통령령으로 정하는 시설</u> 　7. 그 밖에 대통령령으로 정하는 다중이용시설 **시행령 제26조의 5(응급장비의 구비의무가 있는 공동주택 등)** 　① 법 제47조의 2 제1항 제6호에서 "대통령령으로 정하는 규모"란 500세대를 말한다. 　② 법 제47조의 2 제1항 제6호의 3에서 "대통령령으로 정하는 시설"이란 「관광진흥법 시행령」제46조 제1항에 따른 관광지 및 관광단지 조성계획에 따라 공공편익시설지구에 설치한 관리사무소 및 안내시설을 말한다. 〈신설 2024. 2. 6.〉 　③ 법 제47조의 2 제1항 제7호에서 "대통령령으로 정하는 다중이용시설"이란 다음 각 호의 시설을 말한다. 〈개정 2024. 2. 6.〉 　1. 철도역사(「대도시권 광역교통 관리에 관한 특별법」제2조 제2호 나목에 따른 광역철도 및 「도시철도법」제2조 제2호에 따른 도시철도 구간에 있는 철도역사는 제외한다)의 대합실 중 연면적이 2천제곱미터 이상이거나 전년도 일일 평균이용객수가 1만명 이상인 대합실 　2.「여객자동차 운수사업법」제2조 제5호에 따른 여객자동차터미널의 대합실 중 연면적이 2천제곱미터 이상이거나 전년도 일일 평균이용객수가 3천명 이상인 대합실 　3.「항만법」제2조 제5호 나목3)에 따른 대합실 중 연면적이 2천제곱미터 이상이거나 전년도 일일 평균이용객수가 1천명 이상인 대합실 　4.「관광진흥법」제5조 제1항에 따른 카지노 시설 중 영업장의 전용면적이 2천제곱미터 이상인 카지노 시설 　5.「한국마사회법」제4조에 따른 경마장 　6.「경륜 · 경정법」제5조 제1항에 따른 경주장	

조	법문내용	정답
	7. 「형의 집행 및 수용자의 처우에 관한 법률」 제11조에 따른 교도소, 소년교도소 및 구치소, 「출입국관리법」 제2조 제13호에 따른 외국인보호소, 「보호소년 등의 처우에 관한 법률」에 따른 소년원 8. 「체육시설의 설치·이용에 관한 법률」 제5조에 따른 전문체육시설 중 총 관람석 수가 5천석 이상인 운동장 및 종합운동장 9. 중앙행정기관의 청사 중 보건복지부장관이 정하는 청사 10. 시·도의 청사 중 보건복지부장관이 정하는 청사	
47조의3	(여객항공기 등에서의 응급장비 및 응급처치 의약품의 구비) ① 제47조의2 제1항 제3호부터 제5호까지의 시설 등을 관장하는 (①)은 해당 시설 등의 소유자·점유자 또는 관리자가 응급장비 및 응급처치 의약품을 구비하도록 노력하여야 한다. ② (②)은 제1항의 응급장비 및 응급처치 의약품 구비에 대한 기준을 마련하여 제시할 수 있으며, 해당 중앙행정기관의 장에게 이를 권고할 수 있다. 다만, 국제협약 등을 준수하기 위하여 다른 법령에서 특별히 정하는 사항이 있는 경우에는 그 법령에서 정하는 바에 따른다. [본조신설 2023. 8. 8.]	① 중앙행정기관의 장 ② 보건복지부장관
48조	(응급구조사 등의 탑승의무) 구급차등의 운용자는 구급차등이 출동할 때에는 보건복지부령으로 정하는 바에 따라 (①)를 탑승시켜야 한다. 다만, 의사나 간호사가 탑승한 경우는 제외한다.	① 응급구조사
49조	① 응급구조사가 출동한 때에는 보건복지부령으로 정하는 바에 따라 지체 없이 출동 사항, 제31조의 4에 따른 응급환자의 중증도 분류 결과, 처치 내용 등을 기록하고 이를 소속 구급차등의 운용자와 해당 응급환자의 진료의사에게 제출하여야 한다. 다만, 응급구조사를 갈음하여 의사나 간호사가 탑승한 경우에는 탑승한 의사(간호사만 탑승한 경우에는 탑승 간호사)가 출동 및 처치 기록과 관련한 응급구조사의 임무를 수행하여야 한다. 〈개정 2021. 12. 21.〉 시행규칙 제40조(출동 및 처치기록의 내용 및 방법) ① 의사, 간호사 또는 응급구조사(이하 "응급구조사등"이라 한다)는 법 제49조 제1항에 따라 출동사항, 응급환자의 중증도 분류 결과와 응급처치의 내용을 별지 제16호서식의 출동 및 처치 기록지에 기록해야 한다. 〈개정 2023. 2. 24.〉 ② 응급구조사등은 제1항에 따라 출동사항, 응급환자의 중증도 분류 결과와 응급처치의 내용에 관한 기록을 (①)부 작성하여 그 응급환자를 인수한 의사의 서명을 얻은 뒤 1부는 보관하고, 1부는 해당 응급환자의 진료의사에게 제출하며, 1부는 이송처치료징수용으로 환자 또는 그 보호자에게 발급한다. 〈개정 2023. 2. 24.〉 ③ 구급차등의 운용자와 의료기관의 장은 제2항에 따라 응급구조사등이 작성하여 제출한 출동사항, 응급환자의 중증도 분류 결과와 응급처치의 내용에 관한 기록을 (②)년간 보존해야 한다. 〈개정 2023. 2. 24.〉	① 3 ② 3

조	법문내용	정답
50조	**(지도 · 감독)** ①(①)은 관할 구역에서 운용되는 구급차등에 대하여 매년 한 번 이상 구급차등의 운용상황과 실태를 점검하여 그 결과에 따라 시정명령 · 정지명령 등 필요한 조치를 할 수 있다.	① 시 · 도지사 또는 시장 · 군수 · 구청장
51조	**(이송업의 허가 등)** ① 이송업을 하려는 자는 보건복지부와 국토교통부의 공동부령으로 정하는 시설 등을 갖추어 관할(①)의 허가를 받아야 한다. 이 경우 둘 이상의 시 · 도에서 영업을 하려는 경우에는 해당 시 · 도별로 시 · 도지사의 허가를 받아야 한다.	① 시 · 도지사
62조	**(과태료)** ① 다음 각 호의 어느 하나에 해당하는 자에게는 300만원 이하의 과태료를 부과한다. 〈개정 2023. 8. 16.〉 　1. 제31조의2를 위반하여 응급의료기관의 지정기준에 따른 시설 · 인력 · 장비 등을 유지 · 운영하지 아니한 자 　1의2. 제31조의5 제2항을 위반하여 응급실에 출입하는 보호자 등의 명단을 기록 또는 관리하지 아니한 자 　2. 제32조 제4항을 위반하여 당직전문의등 또는 당직전문의등과 동등한 자격을 갖춘 것으로 인정되는 자로 하여금 응급환자를 진료하게 하지 아니한 자 　3. 제33조를 위반하여 예비병상을 확보하지 아니하거나 응급환자가 아닌 사람에게 예비병상을 사용하게 한 자 　3의2. 제47조의2 제1항을 위반하여 자동심장충격기 등 심폐소생술을 할 수 있는 응급장비를 갖추지 아니한 자 　3의3. 제48조 본문을 위반하여 응급구조사를 탑승시키지 아니한 자 　3의4. 제47조의2 제2항을 위반하여 자동심장충격기 등 심폐소생술을 할 수 있는 응급장비의 설치 신고 또는 변경 신고를 하지 아니한 자 　3의5. 제47조의2 제3항을 위반하여 점검 결과를 통보하지 아니한 자 　4. 제39조 또는 제49조 제1항부터 제4항까지를 위반하여 준수 사항을 지키지 아니하거나 출동 및 처치 기록 등에 관한 의무를 이행하지 아니한 자 　4의2. 제44조의2 제2항에 따른 신고를 하지 아니하고 구급차등을 운용한 자 　4의3. 제44조의3 제1항 및 제2항을 위반하여 말소 통보 또는 신고를 하지 아니한 자 　4의4. 제46조의2에 따른 운행연한 또는 운행거리를 초과하여 구급차를 운용한 자 　5. 제51조 제3항, 제53조 또는 제54조제3항에 따른 변경허가를 받지 아니하거나 신고를 하지 아니한 자 　6. 제59조를 위반하여 응급구조사 · 중앙응급의료센터 등의 명칭 또는 이와 비슷한 명칭을 사용하거나, 응급환자 진료와 관련된 명칭이나 표현을 사용하거나 외부에 표기한 자 　7. 제59조의2 제1항에 따른 검사 등을 거부 · 방해 또는 기피하거나, 보고 또는 관계 서류 제출을 하지 아니한 자	

조	법문내용	정답
	② 제47조의2 제4항을 위반하여 자동심장충격기 등 심폐소생술을 할 수 있는 응급장비 사용에 관한 안내표지판을 부착하지 아니한 자에게는 100만원 이하의 과태료를 부과한다. 〈신설 2023. 8. 16.〉 ③ 제1항 및 제2항에 따른 과태료는 대통령령으로 정하는 바에 따라 보건복지부장관, 시·도지사 또는 시장·군수·구청장이 부과·징수한다. 〈개정 2023. 8. 16.〉 [시행일 : 2025. 8. 17.] 제62조	
64조	(「형법」상 감경규정에 관한 특례) 음주로 인한 심신장애 상태에서 제12조 제1항을 위반하는 죄를 범한 때에는 「형법」 제10조 제1항을 적용하지 아니할 수 있다. 〈개정 2023. 8. 8.〉	

조	법문내용	정답
2조 ★★★	**(정의)** 이 법에서 사용하는 용어의 뜻은 다음과 같다. 〈개정 2023. 8. 8.〉 1. "감염병"이란 제1급감염병, 제2급감염병, 제3급감염병, 제4급감염병, 기생충감염병, 세계보건기구 감시대상 감염병, 생물테러감염병, 성매개감염병, 인수(人獸)공통감염병 및 의료관련감염병을 말한다. 2. "제1급감염병"이란 생물테러감염병 또는 치명률이 높거나 집단 발생의 우려가 커서 발생 또는 유행 즉시 신고하여야 하고, 음압격리와 같은 높은 수준의 격리가 필요한 감염병으로서 다음 각 목의 감염병을 말한다. 다만, 갑작스러운 국내 유입 또는 유행이 예견되어 긴급한 예방·관리가 필요하여 질병관리청장이 보건복지부장관과 협의하여 지정하는 감염병을 포함한다. 　가. 에볼라바이러스병　　　나. 마버그열 　다. 라싸열　　　라. 크리미안콩고출혈열 　마. 남아메리카출혈열　　　바. 리프트밸리열 　사. (①)　　　아. (②) 　자. 탄저　　　차. 보툴리눔독소증 　카. 야토병　　　타. 신종감염병증후군 　파. 중증급성호흡기증후군(SARS)　　　하. (③) 　거. 동물인플루엔자 인체감염증　　　너. 신종인플루엔자 　더. 디프테리아 3. "제2급감염병"이란 전파가능성을 고려하여 발생 또는 유행 시 24시간 이내에 신고하여야 하고, 격리가 필요한 다음 각 목의 감염병을 말한다. 다만, 갑작스러운 국내 유입 또는 유행이 예견되어 긴급한 예방·관리가 필요하여 질병관리청장이 보건복지부장관과 협의하여 지정하는 감염병을 포함한다. 　가. (④)　　　나. 수두(水痘) 　다. (⑤)　　　라. 콜레라 　마. 장티푸스　　　바. 파라티푸스 　사. 세균성이질　　　아. 장출혈성대장균감염증 　자. (⑥)　　　차. 백일해(百日咳) 　카. 유행성이하선염(流行性耳下腺炎)　　　타. 풍진(風疹) 　파. 폴리오　　　하. 수막구균 감염증 　거. b형헤모필루스인플루엔자　　　너. 폐렴구균 감염증 　더. 한센병　　　러. 성홍열 　머. 반코마이신내성황색포도알균(VRSA) 감염증	① 두창 ② 페스트 ③ 중동호흡기증후군(MERS) ④ 결핵 ⑤ 홍역 ⑥ A형간염

조	법문내용	정답
	버. 카바페넴내성장내세균목(CRE) 감염증 서. (⑦) 4. "제3급감염병"이란 그 발생을 계속 감시할 필요가 있어 발생 또는 유행 시 24시간 이내에 신고하여야 하는 다음 각 목의 감염병을 말한다. 다만, 갑작스러운 국내 유입 또는 유행이 예견되어 긴급한 예방·관리가 필요하여 질병관리청장이 보건복지부장관과 협의하여 지정하는 감염병을 포함한다. 가. 파상풍(破傷風) 나. (⑧) 다. 일본뇌염 라. (⑨) 마. 말라리아 바. 레지오넬라증 사. 비브리오패혈증 아. 발진티푸스 자. 발진열(發疹熱) 차. 쯔쯔가무시증 카. 렙토스피라증 타. 브루셀라증 파. 공수병(恐水病) 하. 신증후군출혈열(腎症侯群出血熱) 거. 후천성면역결핍증(AIDS) 너. 크로이츠펠트-야콥병(CJD) 및 변종크로이츠펠트-야콥병(vCJD) 더. 황열 러. 뎅기열 머. 큐열(Q熱) 버. 웨스트나일열 서. 라임병 어. 진드기매개뇌염 저. 유비저(類鼻疽) 처. 치쿤구니야열 커. 중증열성혈소판감소증후군(SFTS) 터. (⑩) 퍼. 매독(梅毒) 5. "제4급감염병"이란 제1급감염병부터 제3급감염병까지의 감염병 외에 유행 여부를 조사하기 위하여 표본감시 활동이 필요한 다음 각 목의 감염병을 말한다. 다만, 질병관리청장이 지정하는 감염병을 포함한다. 가. 인플루엔자 나. 삭제 〈2023. 8. 8.〉 다. 회충증 라. 편충증 마. 요충증 바. 간흡충증 사. 폐흡충증 아. 장흡충증 자. 수족구병 차. 임질 카. 클라미디아감염증 타. 연성하감 파. 성기단순포진 하. 첨규콘딜롬 거. 반코마이신내성장알균(VRE) 감염증 너. 메티실린내성황색포도알균(MRSA) 감염증 더. 다제내성녹농균(MRPA) 감염증 러. 다제내성아시네토박터바우마니균(MRAB) 감염증 머. 장관감염증 버. 급성호흡기감염증 서. 해외유입기생충감염증 어. 엔테로바이러스감염증 저. 사람유두종바이러스 감염증 6. "기생충감염병"이란 기생충에 감염되어 발생하는 감염병 중 질병관리청장이 고시하는 감염병을 말한다.	⑦ E형간염 ⑧ B형간염 ⑨ C형간염 ⑩ 지카바이러스 감염증

조	법문내용	정답

7. 삭제 〈2018. 3. 27.〉

8. "세계보건기구 감시대상 감염병"이란 세계보건기구가 국제공중보건의 비상사태에 대비하기 위하여 감시대상으로 정한 질환으로서 질병관리청장이 고시하는 감염병을 말한다.

9. "생물테러감염병"이란 고의 또는 테러 등을 목적으로 이용된 병원체에 의하여 발생된 감염병 중 질병관리청장이 고시하는 감염병을 말한다.

10. "성매개감염병"이란 성 접촉을 통하여 전파되는 감염병 중 질병관리청장이 고시하는 감염병을 말한다.

11. "인수공통감염병"이란 동물과 사람 간에 서로 전파되는 병원체에 의하여 발생되는 감염병 중 질병관리청장이 고시하는 감염병을 말한다.

12. "의료관련감염병"이란 환자나 임산부 등이 의료행위를 적용받는 과정에서 발생한 감염병으로서 감시활동이 필요하여 질병관리청장이 고시하는 감염병을 말한다.

질병관리청장이 지정하는 감염병의 종류 고시[질병관리청고시 제2024-1호, 2024. 1. 1., 일부개정] [시행 2024.1.1.]

1. 「감염병의 예방 및 관리에 관한 법률」 제2조 제4호 각 목 외의 부분 단서에 따라 질병관리청장이 보건복지부장관과 협의하여 지정하는 감염병의 종류는 다음과 같다.
   가. 엠폭스(MPOX)

2. 「감염병의 예방 및 관리에 관한 법률」 제2조 제5호 각 목 외의 부분 단서에 따라 질병관리청장이 지정하는 감염병의 종류는 다음과 같다.
   가. 코로나바이러스감염증-19

3. 「감염병의 예방 및 관리에 관한 법률」 제2조 제6호에 따른 기생충감염병의 종류는 다음 각 목과 같다.
   가. 회충증   나. 편충증
   다. 요충증   라. 간흡충증
   마. 폐흡충증   바. 장흡충증
   사. 해외유입기생충감염증

4. 「감염병의 예방 및 관리에 관한 법률」 제2조 제8호에 따른 세계보건기구 감시대상 감염병의 종류는 다음 각 목과 같다.
   가. 두창   나. 폴리오
   다. 신종인플루엔자   라. 중증급성호흡기증후군(SARS)
   마. 콜레라   바. 폐렴형 페스트
   사. 황열   아. 바이러스성 출혈열
   자. 웨스트나일열

5. 「감염병의 예방 및 관리에 관한 법률」 제2조 제9호에 따른 생물테러감염병의 종류는 다음 각 목과 같다.
   가. 탄저   나. 보툴리눔독소증
   다. 페스트   라. 마버그열
   마. 에볼라열   바. 라싸열
   사. 두창   아. 야토병

6. 「감염병의 예방 및 관리에 관한 법률」 제2조 제10호에 따른 성매개감염병의 종류는 다음 각 목과 같다.
   가. 매독   나. 임질

다. 클라미디아 　　　　　　　　라. 연성하감

마. 성기단순포진 　　　　　　　바. 첨규콘딜롬

사. 사람유두종바이러스 감염증

7. 「감염병의 예방 및 관리에 관한 법률」제2조 제11호에 따른 인수공통감염병의 종류는 다음 각 목과 같다.

가. 장출혈성대장균감염증 　　　　나. 일본뇌염

다. 브루셀라증 　　　　　　　　　라. 탄저

마. 공수병 　　　　　　　　　　　바. 동물인플루엔자 인체감염증

사. 중증급성호흡기증후군(SARS) 　아. 변종크로이츠펠트-야콥병(vCJD)

자. 큐열 　　　　　　　　　　　　차. 결핵

카. 중증열성혈소판감소증후군(SFTS)

타. 장관감염증

　　1) 살모넬라균 감염증

　　2) 캄필로박터균 감염증

8. 「감염병의 예방 및 관리에 관한 법률」제2조 제12호에 따른 의료관련감염병의 종류는 다음 각 목과 같다.

가. 반코마이신내성황색포도알균(VRSA) 감염증

나. 반코마이신내성장알균(VRE) 감염증

다. 메티실린내성황색포도알균(MRSA) 감염증

라. 다제내성녹농균(MRPA) 감염증

마. 다제내성아시네토박터바우마니균(MRAB) 감염증

바. 카바페넴내성장내세균속균종(CRE) 감염증

9. 「감염병의 예방 및 관리에 관한 법률」제41조 제1항에 따른 감염병관리기관, 감염병전문병원 및 감염병관리시설을 갖춘 의료기관에서 입원치료를 받아야 하는 감염병의 종류는 다음 각 목과 같다.

가. 결핵 　　　　　　　　　　　　나. 홍역

다. 콜레라 　　　　　　　　　　　라. 장티푸스

마. 파라티푸스 　　　　　　　　　바. 세균성이질

사. 장출혈성대장균감염증 　　　　아. A형간염

자. 폴리오 　　　　　　　　　　　차. 수막구균 감염증

카. 성홍열

10. 「감염병의 예방 및 관리에 관한 법률」 제42조 제1항 제4호에 따라 제3급감염병 중 질병관리청장이 정하는 감염병의 종류는 다음과 같다.

가. 엠폭스(MPOX)

11. (재검토기한) 질병관리청장은 이 고시에 대하여 「훈령·예규 등의 발령 및 관리에 관한 규정」에 따라 2024년 1월 1일을 기준으로 매 3년이 되는 시점(매 3년째의 6월 30일까지를 말한다)마다 그 타당성을 검토하여 개선 등의 조치를 하여야 한다.

13. "(⑪)"란 감염병의 병원체가 인체에 침입하여 증상을 나타내는 사람으로서 제11조 제6항의 진단 기준에 따른 의사, 치과의사 또는 한의사의 진단이나 제16조의 2에 따른 감염병병원체 확인기관의 실험실 검사를 통하여 확인된 사람을 말한다.

14. "(⑫)"란 감염병병원체가 인체에 침입한 것으로 의심이 되나 감염병환자로 확인되기 전 단계에 있는 사람을 말한다.

⑪ 감염병환자
⑫ 감염병의사환자

조	법문내용	정답
	15. "병원체보유자"란 임상적인 증상은 없으나 감염병병원체를 보유하고 있는 사람을 말한다. 15의2. "(⑬)"란 다음 각 목의 어느 하나에 해당하는 사람을 말한다. 　가. 감염병환자, 감염병의사환자 및 병원체보유자(이하 "감염병환자등"이라 한다)와 접촉하거나 접촉이 의심되는 사람(이하 "접촉자"라 한다) 　나. 「검역법」 제2조 제7호 및 제8호에 따른 검역관리지역 또는 중점검역관리지역에 체류하거나 그 지역을 경유한 사람으로서 감염이 우려되는 사람 　다. 감염병병원체 등 위험요인에 노출되어 감염이 우려되는 사람 16. "감시"란 감염병 발생과 관련된 자료, 감염병병원체·매개체에 대한 자료를 체계적이고 지속적으로 수집, 분석 및 해석하고 그 결과를 제때에 필요한 사람에게 배포하여 감염병 예방 및 관리에 사용하도록 하는 일체의 과정을 말한다. 16의2. "표본감시"란 감염병 중 감염병환자의 발생빈도가 높아 전수조사가 어렵고 중증도가 비교적 낮은 감염병의 발생에 대하여 감시기관을 지정하여 정기적이고 지속적인 의과학적 감시를 실시하는 것을 말한다. 17. "역학조사"란 감염병환자등이 발생한 경우 감염병의 차단과 확산 방지 등을 위하여 감염병환자등의 발생 규모를 파악하고 감염원을 추적하는 등의 활동과 감염병 예방접종 후 이상반응 사례가 발생한 경우나 감염병 여부가 불분명하나 그 발병원인을 조사할 필요가 있는 사례가 발생한 경우 그 원인을 규명하기 위하여 하는 활동을 말한다. 18. "예방접종 후 이상반응"이란 예방접종 후 그 접종으로 인하여 발생할 수 있는 모든 증상 또는 질병으로서 해당 예방접종과 시간적 관련성이 있는 것을 말한다. 19. "고위험병원체"란 생물테러의 목적으로 이용되거나 사고 등에 의하여 외부에 유출될 경우 국민 건강에 심각한 위험을 초래할 수 있는 감염병병원체로서 보건복지부령으로 정하는 것을 말한다. 20. "관리대상 해외 신종감염병"이란 기존 감염병의 변이 및 변종 또는 기존에 알려지지 아니한 새로운 병원체에 의해 발생하여 국제적으로 보건문제를 야기하고 국내 유입에 대비하여야 하는 감염병으로서 질병관리청장이 보건복지부장관과 협의하여 지정하는 것을 말한다. 21. "의료·방역 물품"이란 「약사법」 제2조에 따른 의약품·의약외품, 「의료기기법」 제2조에 따른 의료기기 등 의료 및 방역에 필요한 물품 및 장비로서 질병관리청장이 지정하는 것을 말한다.	⑬ 감염병의심자
5조	(의료인 등의 책무와 권리) ① 「의료법」에 따른 의료인 및 의료기관의 장 등은 감염병 환자의 진료에 관한 정보를 제공받을 권리가 있고, 감염병 환자의 진단 및 치료 등으로 인하여 발생한 피해에 대하여 보상받을 수 있다. ② 「의료법」에 따른 의료인 및 의료기관의 장 등은 감염병 환자의 진단·관리·치료 등에 최선을 다하여야 하며, 보건복지부장관, 질병관리청장 또는 지방자치단체의 장의 행정명령에 적극 협조하여야 한다. ③ 「의료법」에 따른 의료인 및 의료기관의 장 등은 국가와 지방자치단체가 수행하는 감염병의 발생 감시와 예방·관리 및 역학조사 업무에 적극 협조하여야 한다.	

조	법문내용	정답
6조	**(국민의 권리와 의무)** ① 국민은 감염병으로 격리 및 치료 등을 받은 경우 이로 인한 피해를 보상받을 수 있다. ② 국민은 감염병 발생 상황, 감염병 예방 및 관리 등에 관한 정보와 대응방법을 알 권리가 있고, 국가와 지방자치단체는 신속하게 정보를 공개하여야 한다. ③ 국민은 의료기관에서 이 법에 따른 감염병에 대한 진단 및 치료를 받을 권리가 있고, 국가와 지방자치단체는 이에 소요되는 비용을 부담하여야 한다. ④ 국민은 치료 및 격리조치 등 국가와 지방자치단체의 감염병 예방 및 관리를 위한 활동에 적극 협조하여야 한다.	
7조	**(감염병 예방 및 관리 계획의 수립 등)** ① 질병관리청장은 보건복지부장관과 협의하여 감염병의 예방 및 관리에 관한 기본계획(이하 "기본계획"이라 한다)을 (①)년마다 수립·시행하여야 한다. ② 기본계획에는 다음 각 호의 사항이 포함되어야 한다. 　1. 감염병 예방·관리의 기본목표 및 추진방향 　2. 주요 감염병의 예방·관리에 관한 사업계획 및 추진방법 　2의2. 감염병 대비 의료·방역 물품의 비축 및 관리에 관한 사항 　3. 감염병 전문인력의 양성 방안 　3의2. 「의료법」 제3조 제2항 각 호에 따른 의료기관 종별 감염병 위기대응역량의 강화 방안 　4. 감염병 통계 및 정보통신기술 등을 활용한 감염병 정보의 관리 방안 　5. 감염병 관련 정보의 의료기관 간 공유 방안 　6. 그 밖에 감염병의 예방 및 관리에 필요한 사항 ③ 특별시장·광역시장·특별자치시장·도지사·특별자치도지사(이하 "시·도지사"라 한다)와 시장·군수·구청장(자치구의 구청장을 말한다. 이하 같다)은 기본계획에 따라 시행계획을 수립·시행하여야 한다. 〈개정 2023. 6. 13.〉	① 5
8조의 2	**(감염병병원)** ① 국가는 감염병의 연구·예방, 전문가 양성 및 교육, 환자의 진료 및 치료 등을 위한 시설, 인력 및 연구능력을 갖춘 (①)감염병전문병원을 설립하거나 지정하여 운영한다. 〈개정 2023. 8. 16.〉 ② 국가는 감염병환자의 진료 및 치료 등을 위하여 권역별로 보건복지부령으로 정하는 일정규모 이상의 병상(음압병상 및 격리병상을 포함한다)을 갖춘 (②) 감염병전문병원을 설립하거나 지정하여 운영한다. 이 경우 인구 규모, 지리적 접근성 등을 고려하여 권역을 설정하여야 한다. 〈개정 2023. 8. 16.〉	① 중앙 ② 권역별
8조의 5	**(긴급상황실)** ① (①)은 감염병 정보의 수집·전파, 상황관리, 감염병이 유입되거나 유행하는 긴급한 경우의 초동조치 및 지휘 등의 업무를 수행하기 위하여 상시 긴급상황실을 설치·운영하여야 한다.	① 질병관리청장

조	법문내용	정답
8조의 6	(감염병 연구개발 지원 등) ① (❶)은 감염병에 관한 조사 · 연구를 위하여 <u>감염병 연구개발 기획 및 치료제 · 백신 등의 연구개발에 관한 사업을 추진</u>할 수 있다. 이 경우 (❶)은 예산의 범위에서 연구개발사업을 하는 기관 또는 단체에 <u>그 연구에 드는 비용을 충당할 자금을 출연금으로 지급할 수 있다.</u> ② (❷)은 제1항에 따른 조사 · 연구를 위하여 보건복지부령으로 「국가연구개발혁신법」 제2조 제4호에 따른 <u>전문기관을 지정 또는 해제</u>한다.	① 질병관리청장 ② 질병관리청장
11조 ★★	(의사 등의 신고) ① 의사, 치과의사 또는 한의사는 다음 각 호의 어느 하나에 해당하는 사실(제16조 제6항에 따라 표본감시 대상이 되는 제4급감염병으로 인한 경우는 제외한다)이 있으면 소속 의료기관의 장에게 보고하여야 하고, 해당 환자와 그 동거인에게 질병관리청장이 정하는 감염 방지 방법 등을 지도하여야 한다. 다만, 의료기관에 소속되지 아니한 의사, 치과의사 또는 한의사는 그 사실을 관할 (❶)에게 신고하여야 한다. 　1. 감염병환자등을 진단하거나 그 사체를 검안(檢案)한 경우 　2. 예방접종 후 이상반응자를 진단하거나 그 사체를 검안한 경우 　3. 감염병환자등이 제1급감염병부터 제(❷)급감염병까지에 해당하는 감염병으로 사망한 경우 　4. 감염병환자로 의심되는 사람이 감염병병원체 검사를 거부하는 경우 ② 제16조의 2에 따른 감염병병원체 확인기관의 소속 직원은 실험실 검사 등을 통하여 보건복지부령으로 정하는 감염병환자등을 발견한 경우 그 사실을 그 기관의 장에게 보고하여야 한다. ③ 제1항 및 제2항에 따라 보고를 받은 의료기관의 장 및 제16조의 2에 따른 감염병병원체 확인기관의 장은 제1급감염병의 경우에는 (❸), 제2급감염병 및 제3급감염병의 경우에는 (❹)시간 이내에, 제4급감염병의 경우에는 (❺)일 이내에 질병관리청장 또는 관할 보건소장에게 신고하여야 한다. ④ 육군, 해군, 공군 또는 국방부 직할 부대에 소속된 군의관은 제1항 각 호의 어느 하나에 해당하는 사실(제16조 제6항에 따라 표본감시 대상이 되는 제4급감염병으로 인한 경우는 제외한다)이 있으면 소속 부대장에게 보고하여야 하고, 보고를 받은 소속 부대장은 제1급감염병의 경우에는 즉시, 제2급감염병 및 제3급감염병의 경우에는 24시간 이내에 관할 보건소장에게 신고하여야 한다. ⑤ 제16조 제1항에 따른 감염병 표본감시기관은 제16조 제6항에 따라 표본감시 대상이 되는 제(❻)급감염병으로 인하여 제1항 제1호 또는 제3호에 해당하는 사실이 있으면 보건복지부령으로 정하는 바에 따라 질병관리청장 또는 관할 보건소장에게 신고하여야 한다.	① 보건소장 ② 3 ③ 즉시 ④ 24 ⑤ 7 ⑥ 4
12조	(그 밖의 신고의무자) ① 다음 각 호의 어느 하나에 해당하는 사람은 제1급감염병부터 제3급감염병까지에 해당하는 감염병 중 보건복지부령으로 정하는 감염병이 발생한 경우에는 의사, 치과의사 또는 한의사의 진단이나 검안을 요구하거나 해당 주소지를 관할하는 (❶)에게 신고하여야 한다. 　1. 일반가정에서는 세대를 같이하는 (❷). 다만, 세대주가 부재 중인 경우에는 그 세대원	① 보건소장 ② 세대주

조	법문내용	정답
	2. 학교, 사회복지시설, 병원, 관공서, 회사, 공연장, 예배장소, 선박·항공기·열차 등 운송수단, 각종 사무소·사업소, 음식점, 숙박업소 또는 그 밖에 여러 사람이 모이는 장소로서 보건복지부령으로 정하는 장소의 관리인, 경영자 또는 대표자 3. 「약사법」에 따른 (③) 및 약국개설자 ② 제1항에 따른 신고의무자가 아니더라도 감염병환자등 또는 감염병으로 인한 사망자로 의심되는 사람을 발견하면 보건소장에게 알려야 한다. 시행규칙 제8조(그 밖의 신고대상 감염병) 　① 법 제12조 제1항 각 호 외의 부분 중에서 "보건복지부령으로 정하는 감염병"이란 다음 각 호의 감염병을 말한다. 　(④) 　② 법 제12조 제1항 제2호에서 "보건복지부령으로 정하는 장소"란 다음 각 호의 장소를 말한다. 　1. 「모자보건법」 제2조 제10호에 따른 산후조리원 　2. 「공중위생관리법」 제2조에 따른 목욕장업소, 이용업소, 미용업소	③ 약사·한약사 ④ 1. 결핵 　2. 홍역 　3. 콜레라 　4. 장티푸스 　5. 파라티푸스 　6. 세균성이질 　7. 장출혈성대장균 　　감염증 　8. A형간염
13조	(보건소장 등의 보고 등) ① 제11조 및 제12조에 따라 신고를 받은 보건소장은 그 내용을 관할 특별자치시장·특별자치도지사 또는 (①)에게 보고하여야 하며, 보고를 받은 특별자치시장·특별자치도지사 또는 시장·군수·구청장은 이를 질병관리청장 및 (②)에게 각각 보고하여야 한다. 〈개정 2023. 6. 13〉 ② 제1항에 따라 보고를 받은 질병관리청장, 시·도지사 또는 시장·군수·구청장은 제11조 제1항 제4호에 해당하는 사람(제1급감염병 환자로 의심되는 경우에 한정한다)에 대하여 감염병병원체 검사를 하게 할 수 있다. 시행규칙 제12조(감염병환자등의 명부 작성 및 관리) 　①(③)은 법 제15조에 따라 별지 제4호서식의 감염병환자등의 명부를 작성하고 이를 (④)년간 보관하여야 한다. 　② 보건소장은 법 제15조에 따라 별지 제5호서식의 예방접종 후 이상반응자의 명부를 작성하고 이를 (⑤)년간 보관하여야 한다.	① 시장·군수·구청장 ② 시·도지사 ③ 보건소장 ④ 3 ⑤ 10
14조	(인수공통감염병의 통보) ① 「가축전염병예방법」 제11조 제1항 제2호에 따라 신고를 받은 국립가축방역기관장, 신고대상 가축의 소재지를 관할하는 시장·군수·구청장 또는 시·도 가축방역기관의 장은 같은 법에 따른 가축전염병 중 다음 각 호의 어느 하나에 해당하는 감염병의 경우에는 즉시 질병관리청장에게 통보하여야 한다. 　1. 탄저 　2. (①) 　3. 광견병 　4. 그 밖에 대통령령으로 정하는 인수공통감염병 ② 제1항에 따른 통보를 받은 질병관리청장은 감염병의 예방 및 확산 방지를 위하여 이 법에 따른 적절한 조치를 취하여야 한다. ③ 제1항에 따른 신고 또는 통보를 받은 행정기관의 장은 신고자의 요청이 있는 때에는 신고자의 신원을 외부에 공개하여서는 아니 된다.	① 고병원성조류 　인플루엔자

조	법문내용	정답
15조	**(감염병환자등의 파악 및 관리)** (①)은 관할구역에 거주하는 감염병환자등에 관하여 제11조 및 제12조에 따른 신고를 받았을 때에는 보건복지부령으로 정하는 바에 따라 기록하고 그 명부(전자문서를 포함한다)를 관리하여야 한다. 〈개정 2010. 1. 18.〉	① 보건소장
16조	**(감염병 표본감시 등)** ① (①)은 감염병의 표본감시를 위하여 질병의 특성과 지역을 고려하여 「보건의료기본법」에 따른 보건의료기관이나 그 밖의 기관 또는 단체를 감염병 표본감시기관으로 지정할 수 있다. ② 질병관리청장, 시·도지사 또는 시장·군수·구청장은 제1항에 따라 지정받은 감염병 표본감시기관(이하 "표본감시기관"이라 한다)의 장에게 감염병의 표본감시와 관련하여 필요한 자료의 제출을 요구하거나 감염병의 예방·관리에 필요한 협조를 요청할 수 있다. 이 경우 표본감시기관은 특별한 사유가 없으면 이에 따라야 한다.	① 질병관리청장
16조의 2	**(감염병병원체 확인기관)** ① 다음 각 호의 기관(이하 "감염병병원체 확인기관"이라 한다)은 실험실 검사 등을 통하여 감염병병원체를 확인할 수 있다. 〈개정 2023. 5. 19.〉 　1. 질병관리청 　2. 질병대응센터 　3. 「보건환경연구원법」 제2조에 따른 보건환경연구원 　4. 「지역보건법」 제10조에 따른 보건소 　5. 「의료법」 제3조에 따른 의료기관 중 진단검사의학과 전문의가 상근(常勤)하는 기관 　6. 「고등교육법」 제4조에 따라 설립된 의과대학 중 진단검사의학과가 개설된 의과대학 　7. 「결핵예방법」 제21조에 따라 설립된 대한결핵협회(결핵환자의 병원체를 확인하는 경우만 해당한다) 　8. 「민법」 제32조에 따라 한센병환자 등의 치료·재활을 지원할 목적으로 설립된 기관(한센병환자의 병원체를 확인하는 경우만 해당한다) 　9. 인체에서 채취한 검사물에 대한 검사를 국가, 지방자치단체, 의료기관 등으로부터 위탁받아 처리하는 기관 중 진단검사의학과 전문의가 상근하는 기관	
17조	**(실태조사)** ① (①)는 감염병의 관리 및 감염 실태와 내성균 실태를 파악하기 위하여 실태조사를 실시하고, 그 결과를 공표하여야 한다.	① 질병관리청장 및 시·도지사
18조 ★	**(역학조사)** ① (①)은 감염병이 발생하여 유행할 우려가 있거나, 감염병 여부가 불분명하나 발병원인을 조사할 필요가 있다고 인정하면 지체 없이 역학조사를 하여야 하고, 그 결과에 관한 정보를 필요한 범위 에서 해당 의료기관에 제공하여야 한다. 다만, 지역확산 방지 등을 위하여 필요한 경우 다른 의료기관에 제공하여야 한다. ② (②)은 역학조사를 하기 위하여 역학조사반을 각각 설치하여야 한다.	① 질병관리청장, 시·도지사 또는 시장·군수·구청장 ② 질병관리청장, 시·도지사 또는 시장·군수·구청장

조	법문내용	정답
	③ 누구든지 질병관리청장, 시·도지사 또는 시장·군수·구청장이 실시하는 역학조사에서 다음 각 호의 행위를 하여서는 아니 된다. 〈개정 2015. 7. 6., 2020. 8. 11.〉 1. 정당한 사유 없이 역학조사를 거부·방해 또는 회피하는 행위 2. 거짓으로 진술하거나 거짓 자료를 제출하는 행위 3. 고의적으로 사실을 누락·은폐하는 행위	
18조의 2	(역학조사의 요청) ① 「의료법」에 따른 의료인 또는 의료기관의 장은 감염병 또는 알 수 없는 원인으로 인한 질병이 발생하였거나 발생할 것이 우려되는 경우 (①)에게 제18조에 따른 역학조사를 실시할 것을 요청할 수 있다.	① 질병관리청장 또는 시·도지사
19조	(건강진단) 성매개감염병의 예방을 위하여 종사자의 건강진단이 필요한 직업으로 보건복지부령으로 정하는 직업에 종사하는 자와 성매개감염병에 감염되어 그 전염을 매개할 상당한 우려가 있다고 (①) 또는 시장·군수·구청장이 인정한 사람은 보건복지부령으로 정하는 바에 따라 성매개감염병에 관한 건강진단을 받아야 한다. 〈개정 2023. 6. 13.〉	① 특별자치시장· 특별자치도지사
20조의 2	(시신의 장사방법 등) ① 질병관리청장은 감염병환자등이 사망한 경우(사망 후 감염병병원체를 보유하였던 것으로 확인된 사람을 포함한다) 감염병의 차단과 확산 방지 등을 위하여 필요한 범위에서 그 시신의 장사방법 등을 제한할 수 있다.	
21조	(고위험병원체의 분리, 분양·이동 및 이동신고) ① 감염병환자, 식품, 동식물, 그 밖의 환경 등으로부터 고위험병원체를 분리한 자는 지체 없이 고위험병원체의 명칭, 분리된 검체명, 분리 일자 등을 (①)에게 신고하여야 한다.	① 질병관리청장
22조	(고위험병원체의 반입 허가 등) ① 감염병의 진단 및 학술 연구 등을 목적으로 고위험병원체를 국내로 반입하려는 자는 다음 각 호의 요건을 갖추어 질병관리청장의 (①)를 받아야 한다. 1. 제23조 제1항에 따른 고위험병원체 취급시설을 설치·운영하거나 고위험병원체 취급시설을 설치·운영하고 있는 자와 고위험병원체 취급시설을 사용하는 계약을 체결할 것 2. 고위험병원체의 안전한 수송 및 비상조치 계획을 수립할 것 3. 보건복지부령으로 정하는 요건을 갖춘 고위험병원체 전담관리자를 둘 것	① 허가

조	법문내용	정답

24조 ★★	**(필수예방접종)**
	① (①)은 다음 각 호의 질병에 대하여 관할 보건소를 통하여 필수예방접종(이하 "필수예방접종"이라 한다)을 실시하여야 한다. 〈개정 2023. 6. 13.〉
	  (②)
	  18. 그 밖에 질병관리청장이 감염병의 예방을 위하여 필요하다고 인정하여 지정하는 감염병
	
	[질병관리청고시 제2023-13호, 필수예방접종이 필요한 감염병 지정 등] 〈개정 2023. 9. 25.〉
	제1조(필수예방접종이 필요한 감염병) 「감염병의 예방 및 관리에 관한 법률」제24조 제1항 제18호에 따라 질병관리청장이 감염병의 예방을 위하여 필수예방접종이 필요하다고 인정하여 지정하는 감염병은 다음 각 호와 같다.
	  1. 장티푸스
	  2. 신증후군출혈열
	
	② 특별자치시장 · 특별자치도지사 또는 시장 · 군수 · 구청장은 제1항에 따른 필수예방접종업무를 대통령령으로 정하는 바에 따라 관할구역 안에 있는 「의료법」에 따른 의료기관에 위탁할 수 있다. 〈개정 2023. 6. 13.〉
	③ 특별자치시장 · 특별자치도지사 또는 시장 · 군수 · 구청장은 필수예방접종 대상 아동 부모(아동의 법정대리인을 포함한다)에게 보건복지부령으로 정하는 바에 따라 필수예방접종을 사전에 알려야 한다. 이 경우 「개인정보 보호법」 제24조에 따른 고유식별정보를 처리할 수 있다. 〈개정 2024. 1. 23.〉
		① 특별자치도지사 또는 시장 · 군수 · 구청장
		② 1. 디프테리아
		  2. 폴리오
		  3. 백일해
		  4. 홍역
		  5. 파상풍
		  6. 결핵
		  7. B형간염
		  8. 유행성이하선염
		  9. 풍진
		  10. 수두
		  11. 일본뇌염
		  12. b형헤모필루스 인플루엔자
		  13. 폐렴구균
		  14. 인플루엔자
		  15. A형간염
		  16. 사람유두종바이러스 감염증
		  17. 그룹 A형 로타바이러스 감염증

25조	**(임시예방접종)**
	① (①)은 다음 각 호의 어느 하나에 해당하면 관할 보건소를 통하여 임시예방접종(이하 "임시예방접종"이라 한다)을 하여야 한다. 〈개정 2023. 6. 13.〉
	  1. 질병관리청장이 감염병 예방을 위하여 특별자치시장 · 특별자치도지사 또는 시장 · 군수 · 구청장에게 예방접종을 실시할 것을 요청한 경우
	  2. 특별자치시장 · 특별자치도지사 또는 시장 · 군수 · 구청장이 감염병 예방을 위하여 예방접종이 필요하다고 인정하는 경우
		① 특별자치시장 · 특별자치도지사 또는 시장 · 군수 · 구청장

26조	**(예방접종의 공고)** 특별자치시장 · 특별자치도지사 또는 시장 · 군수 · 구청장은 (①)을 할 경우에는 예방접종의 일시 및 장소, 예방접종의 종류, 예방접종을 받을 사람의 범위를 정하여 미리 공고하여야 한다. 다만, 제32조 제3항에 따른 예방접종의 실시기준 등이 변경될 경우에는 그 변경 사항을 미리 공고하여야 한다. 〈개정 2023. 6. 13.〉	① 임시예방접종
26조의 2	**(예방접종 내역의 사전확인)** ① 보건소장 및 제24조 제2항(제25조 제2항에서 준용하는 경우를 포함한다)에 따라 예방접종업무를 위탁받은 의료기관의 장은 예방접종을 하기 전에 대통령령으로 정하는 바에 따라 예방접종을 받으려는 사람 본인 또는 법정대리인의 동의를 받아 해당 예방접종을 받으려는 사람의 예방접종 내역을 확인하여야 한다. 다만, 예방접종을 받으려는 사람 또는 법정대리인의 동의를 받지 못한 경우에는 그러하지 아니하다.	

조	법문내용	정답
27조	**(예방접종증명서)** ① (①)은 필수예방접종 또는 임시예방접종을 받은 사람 본인 또는 법정대리인에게 보건복지부령으로 정하는 바에 따라 예방접종증명서를 발급하여야 한다. 〈개정 2023. 6. 13.〉 ② 특별자치시장·특별자치도지사나 시장·군수·구청장이 아닌 자가 이 법에 따른 예방접종을 한 때에는 질병관리청장, 특별자치시장·특별자치도지사 또는 시장·군수·구청장은 보건복지부령으로 정하는 바에 따라 해당 (②)로 하여금 예방접종증명서를 발급하게 할 수 있다. 〈개정 2023. 6. 13.〉	① 질병관리청장, 특별자치시장·특별자치도지사 또는 시장·군수·구청장 ② 예방접종을 한 자
28조	**(예방접종 기록의 보존 및 보고 등)** ① (①)은 필수예방접종 및 임시예방접종을 하거나, 제2항에 따라 보고를 받은 경우에는 보건복지부령으로 정하는 바에 따라 예방접종에 관한 기록을 작성·보관하여야 하고, 특별자치시장·특별자치도지사는 질병관리청장에게, 시장·군수·구청장은 질병관리청장 및 시·도지사에게 그 내용을 각각 보고하여야 한다. 〈개정 2023. 6. 13.〉 ② 특별자치시장·특별자치도지사나 시장·군수·구청장이 아닌 자가 이 법에 따른 예방접종을 하면 보건복지부령으로 정하는 바에 따라 특별자치시장·특별자치도지사 또는 시장·군수·구청장에게 보고하여야 한다. 〈개정 2023. 6. 13.〉	① 특별자치시장·특별자치도지사 또는 시장·군수·구청장
29조	**(예방접종에 관한 역학조사)** 질병관리청장, 시·도지사 또는 시장·군수·구청장은 다음 각 호의 구분에 따라 조사를 실시하고, 예방접종 후 이상반응 사례가 발생하면 그 원인을 밝히기 위하여 제18조에 따라 역학조사를 하여야 한다. 　1. (①): 예방접종의 효과 및 예방접종 후 이상반응에 관한 조사 　2. (②): 예방접종 후 이상반응에 관한 조사	① 질병관리청장 ② 시·도지사 또는 시장·군수·구청장
29조의 2	**(예방접종 후 이상반응에 대한 검사)** ① 「의료법」에 따른 의료인 및 의료기관의 장은 필수예방접종 또는 임시예방접종 후 (①) 등 보건복지부령으로 정하는 이상반응이 나타나거나 의심되는 사람을 발견한 경우에는 (②)에게 이상반응에 대한 검사를 의뢰할 수 있다. [본조신설 2023. 9. 14.]	① 혈소판감소성 혈전증 ② 질병관리청장
30조	**(예방접종피해조사반)** ① 제71조 제1항 및 제2항에 규정된 예방접종으로 인한 질병·장애·사망의 원인 규명 및 피해 보상 등을 조사하고 제72조 제1항에 따른 제3자의 고의 또는 과실 유무를 조사하기 위하여 (①)에 예방접종피해조사반을 둔다.	① 질병관리청
31조 ★★	**(예방접종 완료 여부의 확인)** ① 특별자치시장·특별자치도지사 또는 시장·군수·구청장은 초등학교와 중학교의 장에게 「학교보건법」 제10조에 따른 예방접종 완료 여부에 대한 검사 기록을 제출하도록 요청할 수 있다. 〈개정 2023. 6. 13.〉	

조	법문내용	정답
	② 특별자치시장 · 특별자치도지사 또는 시장 · 군수 · 구청장은 「유아교육법」에 따른 유치원의 장과 「영유아보육법」에 따른 어린이집의 원장에게 보건복지부령으로 정하는 바에 따라 영유아의 예방접종 여부를 확인하도록 요청할 수 있다. 〈개정 2023. 6. 13.〉 ③ (①)은 제1항에 따른 제출 기록 및 제2항에 따른 확인 결과를 확인하여 예방접종을 끝내지 못한 영유아, 학생 등이 있으면 (②)에게 예방접종을 하여야 한다. 〈개정 2023. 6. 13.〉	① 특별자치시장 · 특별자치도지사 또는 시장 · 군수 · 구청장 ② 그 영유아 또는 학생 등
33조	(예방접종약품의 계획 생산) ① (①)은 예방접종약품의 국내 공급이 부족하다고 판단되는 경우 등 보건복지부령으로 정하는 경우에는 예산의 범위에서 감염병의 예방접종에 필요한 수량의 예방접종약품을 미리 계산하여 「약사법」 제31조에 따른 의약품 제조업자(이하 "의약품 제조업자"라 한다)에게 생산하게 할 수 있으며, 예방접종약품을 연구하는 자 등을 지원할 수 있다.	① 질병관리청장

33조의 4	(예방접종통합관리시스템의 구축 · 운영 등)
	① (①)은 예방접종업무에 필요한 각종 자료 또는 정보의 효율적 처리와 기록 · 관리업무의 전산화를 위하여 예방접종통합관리시스템(이하 "통합관리시스템"이라 한다)을 구축 · 운영하여야 한다.
	② 질병관리청장은 통합관리시스템을 구축 · 운영하기 위하여 다음 각 호의 자료를 수집 · 관리 · 보유할 수 있으며, 관련 기관 및 단체에 필요한 자료의 제공을 요청할 수 있다. 이 경우 자료의 제공을 요청받은 기관 및 단체는 정당한 사유가 없으면 이에 따라야 한다. 〈개정 2023. 3. 28.〉
	  1. 예방접종 대상자의 인적사항(「개인정보 보호법」 제24조에 따른 고유식별정보 등 대통령령으로 정하는 개인정보를 포함한다)
	  2. 예방접종을 받은 사람의 이름, 접종명, 접종일시 등 예방접종 실시 내역
	  3. 예방접종 위탁 의료기관 개설 정보, 제11조 및 제13조에 따른 예방접종 후 이상반응 신고 · 보고내용, 제29조에 따른 예방접종에 관한 역학조사내용, 제71조에 따른 예방접종 피해보상 신청 내용 등 그 밖에 예방접종업무를 하는 데에 필요한 자료로서 대통령령으로 정하는 자료
	③ 보건소장 및 제24조 제2항(제25조 제2항에서 준용하는 경우를 포함한다)에 따라 예방접종업무를 위탁받은 의료기관의 장은 이 법에 따른 예방접종을 하면 제2항 제2호의 정보를 대통령령으로 정하는 바에 따라 통합관리시스템에 입력하여야 한다.
	④ 질병관리청장은 대통령령으로 정하는 바에 따라 통합관리시스템을 활용하여 예방접종 대상 아동 부모에게 자녀의 예방접종 내역을 제공하거나 예방접종증명서 발급을 지원할 수 있다. 이 경우 예방접종 내역 제공 또는 예방접종증명서 발급의 적정성을 확인하기 위하여 법원행정처장에게 「가족관계의 등록 등에 관한 법률」 제11조에 따른 등록전산정보자료를 요청할 수 있으며, 법원행정처장은 정당한 사유가 없으면 이에 따라야 한다.
	⑤ 통합관리시스템은 예방접종업무와 관련된 다음 각 호의 정보시스템과 전자적으로 연계하여 활용할 수 있다.
	  1. 「초 · 중등교육법」 제30조의 4에 따른 교육정보시스템
	  2. 「유아교육법」 제19조의 2에 따른 유아교육정보시스템
	  3. 「민원 처리에 관한 법률」 제12조의 2 제3항에 따른 통합전자민원창구 등 그 밖에 보건복지부령으로 정하는 정보시스템
		① 질병관리청장

조	법문내용	정답

34조	**(감염병 위기관리대책의 수립 · 시행)**
	① (①)은 감염병의 확산 또는 해외 신종감염병의 국내 유입으로 인한 재난상황에 대처하기 위하여 위원회의 심의를 거쳐 감염병 위기관리대책(이하 "감염병 위기관리대책"이라 한다)을 수립 · 시행하여야 한다.
	② 감염병 위기관리대책에는 다음 각 호의 사항이 포함되어야 한다. 〈개정 2023. 9. 14.〉
	  1. 재난상황 발생 및 해외 신종감염병 유입에 대한 대응체계 및 기관별 역할
	  2. 재난 및 위기상황의 판단, 위기경보 결정 및 관리체계
	  3. 감염병위기 시 동원하여야 할 의료인 등 전문인력, 시설, 의료기관의 명부 작성
	  4. 의료 · 방역 물품의 비축방안 및 조달방안
	  5. 재난 및 위기상황별 국민행동요령, 동원 대상 인력, 시설, 기관에 대한 교육 및 도상연습, <u>제1급감염병 등 긴급한 대처가 필요한 감염병에 대한 위기대응 등 실제 상황대비 훈련</u>
	  5의2. 감염취약계층에 대한 유형별 보호조치 방안 및 사회복지시설의 유형별 · 전파상황별 대응방안
	  6. 그 밖에 재난상황 및 위기상황 극복을 위하여 필요하다고 보건복지부장관 및 질병관리청장이 인정하는 사항
	③ 보건복지부장관 및 질병관리청장은 감염병 위기관리대책에 따른 정기적인 훈련을 실시하여야 한다.
		① 보건복지부장관 및 질병관리청장

34조의 2	**(감염병위기 시 정보공개)** ① 질병관리청장, 시 · 도지사 및 시장 · 군수 · 구청장은 국민의 건강에 위해가 되는 감염병 확산으로 인하여 「재난 및 안전관리 기본법」 제38조 제2항에 따른 (①) 이상의 위기경보가 발령되면 감염병 환자의 이동경로, 이동수단, 진료의료기관 및 접촉자 현황, 감염병의 지역별 · 연령대별 발생 및 검사 현황 등 국민들이 감염병 예방을 위하여 알아야 하는 정보를 정보통신망 게재 또는 보도자료 배포 등의 방법으로 신속히 공개하여야 한다. 다만, 성별, 나이, 그 밖에 감염병 예방과 관계없다고 판단되는 정보로서 대통령령으로 정하는 정보는 제외하여야 한다.	① 주의
35조의 2	**(재난 시 의료인에 대한 거짓 진술 등의 금지)** 누구든지 감염병에 관하여 「재난 및 안전관리 기본법」 제38조 제2항에 따른 주의 이상의 예보 또는 경보가 발령된 후에는 의료인에 대하여 의료기관 내원(內院)이력 및 진료이력 등 감염 여부 확인에 필요한 사실에 관하여 거짓 진술, 거짓 자료를 제출하거나 고의적으로 사실을 누락 · 은폐하여서는 아니 된다.	
36조	**(감염병관리기관의 지정 등)** ① (①)는 보건복지부령으로 정하는 바에 따라 「의료법」 제3조에 따른 의료기관을 감염병관리기관으로 지정하여야 한다. ② 시장 · 군수 · 구청장은 보건복지부령으로 정하는 바에 따라 「의료법」에 따른 의료기관을 감염병관리기관으로 지정할 수 있다. ⑤ <u>감염병관리기관이 아닌 의료기관이 감염병관리시설을 설치 · 운영하려면 보건복지부령으로 정하는 바에 따라 (②)에게 신고하여야 한다. 이 경우 (②)은 그 내용을 검토하여 이 법에 적합하면 신고를 수리하여야 한다.</u> 〈개정 2023. 6. 13.〉	① 보건복지부장관, 질병관리청장 또는 시 · 도지사 ② 특별자치시장 · 특별자치도지사 또는 시장 · 군수 · 구청장

조	법문내용	정답
37조	(감염병위기 시 감염병관리기관의 설치 등) ①(①)은 감염병환자가 대량으로 발생하거나 제36조에 따라 지정된 감염병관리기관만으로 감염병환자등을 모두 수용하기 어려운 경우에는 다음 각 호의 조치를 취할 수 있다. 　1. 제36조에 따라 지정된 감염병관리기관이 아닌 의료기관을 일정 기간 동안 감염병관리기관으로 지정 　2. 격리소 · 요양소 또는 진료소의 설치 · 운영 시행규칙 제31조(감염병관리시설 등의 설치 기준 등) 　① 법 제36조 제3항 및 법 제39조에 따른 감염병관리시설, 격리소 · 요양소 또는 진료소의 설치 기준은 다음 각 호와 같으며, 그 밖의 세부 사항은 질병관리청장이 정한다. 〈개정 2015. 11. 18., 2016. 6. 30., 2020. 9. 11., 2020. 10. 7.〉 　1. 감염병관리시설: 다음 각 목의 구분에 따른다. 　　가. 300개 이상의 병상을 갖춘 감염병관리기관: 별표 4의2의 기준에 적합한 음압병실을 1개 이상 설치할 것 　　나. 300개 미만의 병상을 갖춘 감염병관리기관: 외부와 격리된 진료실 또는 격리된 병실을 1개 이상 설치할 것 　2. 격리소 · 요양소: 「의료법 시행규칙」 제34조에 따른 의료기관의 시설 기준 중 의원에 해당하는 시설을 갖추거나 임시숙박시설 및 간이진료시설을 갖출 것 　3. 진료소: 「의료법 시행규칙」 제34조에 따른 의료기관의 시설 기준 중 의원에 해당하는 시설을 갖추거나 「지역보건법」 제13조에 따른 보건지소일 것	① 보건복지부장관, 질병관리청장, 시 · 도지사 또는 시장 · 군수 · 구청장
39조의 3	(감염병의심자 격리시설 지정) ①(①)는 감염병 발생 또는 유행 시 감염병의심자를 격리하기 위한 시설(이하 "감염병의심자 격리시설"이라 한다)을 지정하여야 한다. 다만, 「의료법」 제3조에 따른 의료기관은 감염병의심자 격리시설로 지정할 수 없다. ② 질병관리청장 또는 시 · 도지사는 감염병의심자가 대량으로 발생하거나 제1항에 따라 지정된 감염병의심자 격리시설만으로 감염병의심자를 모두 수용하기 어려운 경우에는 제1항에 따라 감염병의심자 격리시설로 지정되지 아니한 시설을 일정기간 동안 감염병의심자 격리시설로 지정할 수 있다.	① 시 · 도지사
40조	(생물테러감염병 등에 대비한 의료 · 방역 물품의 비축) ① 질병관리청장은 생물테러감염병 및 그 밖의 감염병의 대유행이 우려되면 위원회의 심의를 거쳐 예방 · 치료 의료 · 방역 물품의 품목을 정하여 미리 비축하거나 장기 구매를 위한 계약을 미리 할 수 있다. ② 질병관리청장은「약사법」제31조 제2항에도 불구하고 생물테러감염병이나 그 밖의 감염병의 대유행이 우려되면 예방 · 치료 의약품을 정하여 의약품 제조업자에게 생산하게 할 수 있다. ③ 질병관리청장은 제2항에 따른 예방 · 치료 의약품의 효과와 이상반응에 관하여 조사하고, 이상반응 사례가 발생하면 제18조에 따라 역학조사를 하여야 한다.	

조	법문내용	정답
40조의 2	**(감염병 대비 의료·방역 물품 공급의 우선순위 등 분배기준)** 질병관리청장은 생물테러감염병이나 그 밖의 감염병의 대유행에 대비하여 제40조 제1항 및 제2항에 따라 비축하거나 생산한 의료·방역 물품(「약사법」에 따른 의약품 및 「의료기기법」에 따른 의료기기로 한정한다) 공급의 우선순위 등 분배기준, 그 밖에 필요한 사항을 위원회의 심의를 거쳐 정할 수 있다. 이 경우 분배기준을 정할 때에는 다음 각 호의 어느 하나에 해당하는 지역에 의료·방역 물품이 우선 분배될 수 있도록 노력하여야 한다.〈개정 2020. 8. 11., 2020. 12. 15., 2022.6.10.〉 　1. 감염병 확산으로 인하여 「재난 및 안전관리 기본법」 제60조에 따른 특별재난지역으로 선포된 지역 　2. 감염병이 급속히 확산하거나 확산될 우려가 있는 지역으로서 치료병상 현황, 환자 중증도 등을 고려하여 질병관리청장이 정하는 지역	
40조의 3	**(수출금지 등)** ① 보건복지부장관은 제(①)급감염병의 유행으로 그 예방·방역 및 치료에 필요한 의료·방역 물품 중 보건복지부령으로 정하는 물품의 급격한 가격상승 또는 공급부족으로 국민건강을 현저하게 저해할 우려가 있을 때에는 그 물품의 수출이나 국외 반출을 금지할 수 있다. 시행규칙 제31조의 4(수출금지 등) 　법 제40조의 3 제1항에서 "의료·방역 물품 중 보건복지부령으로 정하는 물품"이란 다음 각 호의 어느 하나에 해당하는 물품을 말한다. 〈개정 2021. 5. 24.〉 　1. 「약사법」 제2조 제7호에 따른 의약외품에 해당하는 마스크 　2. 「약사법」 제2조 제7호에 따른 의약외품에 해당하는 손 소독용 외용 소독제 　3. 감염병 예방을 위하여 착용하는 보호장비 　4. 그 밖에 제1급감염병의 예방·방역 및 치료에 필요한 물품으로서 보건복지부장관이 정하여 고시하는 물품	① 1
41조	**(감염병환자등의 관리)** ① 감염병 중 특히 전파 위험이 높은 감염병으로서 제1급감염병 및 질병관리청장이 고시한 감염병에 걸린 감염병환자등은 감염병관리기관, 중앙 감염병전문병원, 권역별 감염병전문병원 및 감염병관리시설을 갖춘 의료기관(이하 "감염병관리기관등"이라 한다)에서 (①)를 받아야 한다. 〈개정 2023. 8. 16.〉 ② (②)은 다음 각 호의 어느 하나에 해당하는 사람에게 자가(自家)치료, 제37조 제1항 제2호에 따라 설치·운영하는 시설에서의 치료(이하 "시설치료"라 한다) 또는 의료기관 입원치료를 하게 할 수 있다. 〈개정 2020. 8. 12.〉 　1. 제1항에도 불구하고 의사가 자가치료 또는 시설치료가 가능하다고 판단하는 사람 　2. 제1항에 따른 입원치료 대상자가 아닌 사람 　3. 감염병의심자	① 입원치료 ② 질병관리청장, 　시·도지사 또는 　시장·군수·구청장

조	법문내용	정답
	③ (③)은 다음 각 호의 어느 하나에 해당하는 경우 제1항 또는 제2항에 따라 치료 중인 사람을 다른 감염병관리기관등이나 감염병관리기관등이 아닌 의료기관으로 전원(轉院)하거나, 자가 또는 제37조 제1항 제2호에 따라 설치·운영하는 시설로 이송(이하 "전원등"이라 한다)하여 치료받게 할 수 있다. 〈신설 2020. 9. 29.〉 　1. 중증도의 변경이 있는 경우 　2. 의사가 입원치료의 필요성이 없다고 판단하는 경우 　3. 격리병상이 부족한 경우 등 질병관리청장이 전원등의 조치가 필요하다고 인정하는 경우	③ 보건복지부장관, 질병관리청장, 시·도지사 또는 시장·군수·구청장
42조 ★	**(감염병에 관한 강제처분)** ① 질병관리청장, 시·도지사 또는 시장·군수·구청장은 해당 공무원으로 하여금 다음 각 호의 어느 하나에 해당하는 감염병환자등이 있다고 인정되는 주거시설, 선박·항공기·열차 등 운송수단 또는 그 밖의 장소에 들어가 필요한 조사나 진찰을 하게 할 수 있으며, 그 진찰 결과 감염병환자등으로 인정될 때에는 동행하여 치료받게 하거나 입원시킬 수 있다. 　1. 제1급감염병 　2. 제2급감염병 중 (①) 또는 질병관리청장이 정하는 감염병 　3. 삭제 　4. 제3급감염병 중 질병관리청장이 정하는 감염병 　5. 세계보건기구 감시대상 감염병 　6. 삭제	① 결핵, 홍역, 콜레라, 장티푸스, 파라티푸스, 세균성이질, 장출혈성대장균감염증, A형간염, 수막구균 감염증, 폴리오, 성홍열
43조	**(감염병환자등의 입원 통지)** ① 질병관리청장, 시·도지사 또는 시장·군수·구청장은 감염병환자등이 제41조에 따른 입원치료가 필요한 경우에는 그 사실을 입원치료 대상자와 그 보호자에게 통지하여야 한다. ② 제1항에 따른 통지의 방법·절차 등에 관하여 필요한 사항은 보건복지부령으로 정한다.	
43조의 2	**(격리자에 대한 격리 통지)** ① 질병관리청장, 시·도지사 또는 시장·군수·구청장은 제42조 제2항·제3항 및 제7항, 제47조 제3호 또는 제49조 제1항 제14호에 따른 입원 또는 격리 조치를 할 때에는 그 사실을 입원 또는 격리 대상자와 그 보호자에게 통지하여야 한다. ② 제1항에 따른 통지의 방법·절차 등에 관하여 필요한 사항은 보건복지부령으로 정한다.	
44조	**(수감 중인 환자의 관리)** 교도소장은 수감자로서 감염병에 감염된 자에게 감염병의 전파를 차단하기 위한 조치와 적절한 의료를 제공하여야 한다.	

조	법문내용	정답
45조 ★	**(업무 종사의 일시 제한)** ① 감염병환자등은 보건복지부령으로 정하는 바에 따라 업무의 성질상 일반인과 접촉하는 일이 많은 직업에 종사할 수 없고, 누구든지 감염병환자등을 그러한 직업에 고용할 수 없다. ② 제19조에 따른 성매개감염병에 관한 건강진단을 받아야 할 자가 건강진단을 받지 아니한 때에는 같은 조에 따른 직업에 종사할 수 없으며 해당 영업을 영위하는 자는 건강진단을 받지 아니한 자를 그 영업에 종사하게 하여서는 아니 된다. 　시행규칙 제33조(업무 종사의 일시 제한) 　① 법 제45조 제1항에 따라 일시적으로 업무 종사의 제한을 받는 감염병환자등은 다음 각 호의 감염병에 해당하는 감염병환자등으로 하고, 그 제한 기간은 감염력이 소멸되는 날까지로 한다. 〈개정 2019. 11. 22.〉 　(①) 　② 법 제45조 제1항에 따라 업무 종사의 제한을 받는 업종은 다음 각 호와 같다. 　1. 「식품위생법」 제2조 제12호에 따른 (②) 　2. 「식품위생법」 제36조 제1항 제3호 따른 식품접객업	① 1. 콜레라 2. 장티푸스 3. 파라티푸스 4. 세균성이질 5. 장출혈성대장균 　감염증 6. A형간염 ② 집단급식소
46조	**(건강진단 및 예방접종 등의 조치)** (①)은 보건복지부령으로 정하는 바에 따라 다음 각 호의 어느 하나에 해당하는 사람에게 건강진단을 받거나 감염병 예방에 필요한 예방접종을 받게 하는 등의 조치를 할 수 있다. 　1. 감염병환자등의 가족 또는 그 동거인 　2. 감염병 발생지역에 거주하는 사람 또는 그 지역에 출입하는 사람으로서 감염병에 감염되었을 것으로 의심되는 사람 　3. 감염병환자등과 접촉하여 감염병에 감염되었을 것으로 의심되는 사람	① 질병관리청장, 시·도지사 또는 시장·군수·구청장
47조	**(감염병 유행에 대한 방역 조치)** 질병관리청장, 시·도지사 또는 시장·군수·구청장은 감염병이 유행하면 감염병 전파를 막기 위하여 다음 각 호에 해당하는 모든 조치를 하거나 그에 필요한 일부 조치를 하여야 한다. 　1. 감염병환자등이 있는 장소나 감염병병원체에 오염되었다고 인정되는 장소에 대한 다음 각 목의 조치 　가. 일시적 폐쇄 　나. 일반 공중의 출입금지 　다. 해당 장소 내 이동제한 　라. 그 밖에 통행차단을 위하여 필요한 조치 　2. 의료기관에 대한 업무 정지 　3. 감염병의심자를 적당한 장소에 일정한 기간 입원 또는 격리시키는 것 　4. 감염병병원체에 오염되었거나 오염되었다고 의심되는 물건을 사용·접수·이동하거나 버리는 행위 또는 해당 물건의 세척을 금지하거나 태우거나 폐기처분하는 것 　5. 감염병병원체에 오염된 장소에 대한 소독이나 그 밖에 필요한 조치를 명하는 것 　6. 일정한 장소에서 세탁하는 것을 막거나 오물을 일정한 장소에서 처리하도록 명하는 것	

조	법문내용	정답
48조	(오염장소 등의 소독 조치) ① 육군 · 해군 · 공군 소속 부대의 장, 국방부직할부대의 장 및 제12조 제1항 각 호의 어느 하나에 해당하는 사람은 감염병환자등이 발생한 장소나 감염병병원체에 오염되었다고 의심되는 장소에 대하여 의사, 한의사 또는 관계 공무원의 지시에 따라 소독이나 그 밖에 필요한 조치를 하여야 한다. ② 제1항에 따른 소독 등의 조치에 관하여 필요한 사항은 보건복지부령으로 정한다.	
49조	(감염병의 예방 조치) ① (①)은 감염병을 예방하기 위하여 다음 각 호에 해당하는 모든 조치를 하거나 그에 필요한 일부 조치를 하여야 하며, 보건복지부장관은 감염병을 예방하기 위하여 제2호, 제2호의 2 부터 제2호의 4까지, 제12호 및 제12호의 2에 해당하는 조치를 할 수 있다. 　1. 관할 지역에 대한 교통의 전부 또는 일부를 차단하는 것 　2. 흥행, 집회, 제례 또는 그 밖의 여러 사람의 집합을 제한하거나 금지하는 것 　2의2. 감염병 전파의 위험성이 있는 장소 또는 시설의 관리자 · 운영자 및 이용자 등에 대하여 출입자 명단 작성, 마스크 착용 등 방역지침의 준수를 명하는 것 　2의3. 버스 · 열차 · 선박 · 항공기 등 감염병 전파가 우려되는 운송수단의 이용자에 대하여 마스크 착용 등 방역지침의 준수를 명하는 것 　2의4. 감염병 전파가 우려되어 지역 및 기간을 정하여 마스크 착용 등 방역지침 준수를 명하는 것 　3. 건강진단, 시체 검안 또는 해부를 실시하는 것 　4. 감염병 전파의 위험성이 있는 음식물의 판매 · 수령을 금지하거나 그 음식물의 폐기나 그 밖에 필요한 처분을 명하는 것 　5. 인수공통감염병 예방을 위하여 살처분(殺處分)에 참여한 사람 또는 인수공통감염병에 드러난 사람 등에 대한 예방조치를 명하는 것 　6. 감염병 전파의 매개가 되는 물건의 소지 · 이동을 제한 · 금지하거나 그 물건에 대하여 폐기, 소각 또는 그 밖에 필요한 처분을 명하는 것 　7. 선박 · 항공기 · 열차 등 운송 수단, 사업장 또는 그 밖에 여러 사람이 모이는 장소에 의사를 배치하거나 감염병 예방에 필요한 시설의 설치를 명하는 것 　8. 공중위생에 관계있는 시설 또는 장소에 대한 소독이나 그 밖에 필요한 조치를 명하거나 상수도 · 하수도 · 우물 · 쓰레기장 · 화장실의 신설 · 개조 · 변경 · 폐지 또는 사용을 금지하는 것 　9. 쥐, 위생해충 또는 그 밖의 감염병 매개동물의 구제(驅除) 또는 구제시설의 설치를 명하는 것 　10. 일정한 장소에서의 어로(漁撈) · 수영 또는 일정한 우물의 사용을 제한하거나 금지하는 것 　11. 감염병 매개의 중간 숙주가 되는 동물류의 포획 또는 생식을 금지하는 것 　12. 감염병 유행기간 중 의료인 · 의료업자 및 그 밖에 필요한 의료관계요원을 동원하는 것 　12의2. 감염병 유행기간 중 의료기관 병상, 연수원 · 숙박시설 등 시설을 동원하는 것 　13. 감염병병원체에 오염되었거나 오염되었을 것으로 의심되는 시설 또는 장소에 대한 소독이나 그 밖에 필요한 조치를 명하는 것 　14. 감염병의심자를 적당한 장소에 일정한 기간 입원 또는 격리시키는 것	① 질병관리청장, 시 · 도지사 또는 시장 · 군수 · 구청장

조	법문내용	정답
49조의 2	**(감염취약계층의 보호 조치)** ① 보건복지부장관, 시·도지사 또는 시장·군수·구청장은 호흡기와 관련된 감염병으로부터 저소득층과 사회복지시설을 이용하는 어린이, 노인, 장애인 및 기타 보건복지부령으로 정하는 대상(이하 "감염취약계층"이라 한다)을 보호하기 위하여 「재난 및 안전관리 기본법」 제38조 제2항에 따른 (①) 이상의 위기경보가 발령된 경우 감염취약계층에게 의료·방역 물품(「약사법」에 따른 의약외품으로 한정한다) 지급 등 필요한 조치를 취할 수 있다.	① 주의
50조	**(그 밖의 감염병 예방 조치)** ① 육군·해군·공군 소속 부대의 장, 국방부직할부대의 장 및 제12조 제1항 제2호에 해당하는 사람은 감염병환자등이 발생하였거나 발생할 우려가 있으면 소독이나 그 밖에 필요한 조치를 하여야 하고, 특별자치시장·특별자치도지사 또는 시장·군수·구청장과 협의하여 감염병 예방에 필요한 추가 조치를 하여야 한다. 〈개정 2023. 6. 13.〉 ② 교육부장관 또는 교육감은 감염병 발생 등을 이유로 「학교보건법」 제2조 제2호의 학교에 대하여 「초·중등교육법」 제64조에 따른 휴업 또는 휴교를 명령하거나 「유아교육법」 제31조에 따른 휴업 또는 휴원을 명령할 경우 질병관리청장과 협의하여야 한다.	
51조	**(소독 의무)** ① (①)은 감염병을 예방하기 위하여 청소나 소독을 실시하거나 쥐, 위생해충 등의 구제 조치(이하 "소독"이라 한다)를 하여야 한다. 이 경우 소독은 사람의 건강과 자연에 유해한 영향을 최소화하여 안전하게 실시하여야 한다. 〈개정 2023. 6. 13.〉 ② 제1항에 따른 소독의 기준과 방법은 보건복지부령으로 정한다. ③ 공동주택, 숙박업소 등 여러 사람이 거주하거나 이용하는 시설 중 대통령령으로 정하는 시설을 관리·운영하는 자는 보건복지부령으로 정하는 바에 따라 감염병 예방에 필요한 소독을 하여야 한다.	① 특별자치시장·특별자치도지사 또는 시장·군수·구청장
52조	**(소독업의 신고 등)** ① 소독을 업으로 하려는 자(제51조 제4항 단서에 따른 주택관리업자는 제외한다)는 보건복지부령으로 정하는 시설·장비 및 인력을 갖추어 (①)에게 신고하여야 한다. 신고한 사항을 변경하려는 경우에도 또한 같다. 〈개정 2023. 6. 13.〉	① 특별자치시장·특별자치도지사 또는 시장·군수·구청장
69조의 2	**(외국인의 비용 부담)** 질병관리청장은 국제관례 또는 상호주의 원칙 등을 고려하여 외국인인 감염병환자등 및 감염병의심자에 대한 다음 각 호의 경비를 본인에게 전부 또는 일부 부담하게 할 수 있다. 다만, 국내에서 감염병에 감염된 것으로 확인된 외국인에 대해서는 그러하지 아니하다. 　1. 제41조에 따른 치료비 　2. 제42조에 따른 조사·진찰·치료·입원 및 격리에 드는 경비	

조	법문내용	정답
70조의 3	**(보건의료인력 등에 대한 재정적 지원)** ① 질병관리청장, 시·도지사 및 시장·군수·구청장은 이 법에 따른 감염병의 발생 감시, 예방·관리 및 역학조사업무에 조력한 의료인, 의료기관 개설자 또는 약사에 대하여 예산의 범위에서 재정적 지원을 할 수 있다. ② 질병관리청장, 시·도지사 및 시장·군수·구청장은 감염병 확산으로 인하여 「재난 및 안전관리 기본법」 제38조 제2항에 따른 심각 단계 이상의 위기경보가 발령되는 경우 이 법에 따른 감염병의 발생 감시, 예방·방역·검사·치료·관리 및 역학조사 업무에 조력한 보건의료인력 및 보건의료기관 종사자(「보건의료인력지원법」 제2조 제3호에 따른 보건의료인력 및 같은 조 제4호에 따른 보건의료기관 종사자를 말한다)에 대하여 예산의 범위에서 재정적 지원을 할 수 있다. ③ 제1항 및 제2항에 따른 지원 내용, 절차, 방법 등 지원에 필요한 사항은 대통령령으로 정한다.	
70조의 4	**(감염병환자등에 대한 생활지원)** ① 질병관리청장, 시·도지사 및 시장·군수·구청장은 이 법에 따라 입원 또는 격리된 사람에 대하여 예산의 범위에서 치료비, 생활지원 및 그 밖의 재정적 지원을 할 수 있다.	
70조의 6	**(심리지원)** ① 보건복지부장관, 시·도지사 또는 시장·군수·구청장은 감염병환자등과 그 가족, 감염병의심자, 감염병 대응 의료인, 그 밖의 현장대응인력에 대하여 「정신건강증진 및 정신질환자 복지서비스 지원에 관한 법률」 제15조의 2에 따른 심리지원(이하 "심리지원"이라 한다)을 할 수 있다.	

71조	**(예방접종 등에 따른 피해의 국가보상)**
	① 국가는 제24조 및 제25조에 따라 예방접종을 받은 사람 또는 제40조 제2항에 따라 생산된 예방·치료 의약품을 투여받은 사람이 그 예방접종 또는 예방·치료 의약품으로 인하여 질병에 걸리거나 장애인이 되거나 사망하였을 때에는 대통령령으로 정하는 기준과 절차에 따라 다음 각 호의 구분에 따른 보상을 하여야 한다.
	  1. 질병으로 진료를 받은 사람: 진료비 전액 및 정액 간병비
	  2. 장애인이 된 사람: 일시보상금
	  3. 사망한 사람: 대통령령으로 정하는 유족에 대한 일시보상금 및 장제비
	
	시행령 제31조(예방접종 등에 따른 피해의 보상 절차)
	  ① 법 제71조 제1항에 따라 보상을 받으려는 사람은 보건복지부령으로 정하는 바에 따라 보상청구서에 피해에 관한 증명서류를 첨부하여 관할 (①)에게 제출하여야 한다. 〈개정 2023. 8. 18.〉
	  ② 시장·군수·구청장은 제1항에 따라 받은 서류(이하 "피해보상청구서류"라 한다)를 시·도지사에게 제출하고, 피해보상청구서류를 받은 시·도지사와 제1항에 따라 피해보상청구서류를 받은 특별자치시장·특별자치도지사는 지체 없이 예방접종으로 인한 피해에 관한 기초조사를 한 후 피해보상청구서류에 기초조사 결과 및 의견서를 첨부하여 (②)에게 제출하여야 한다. 〈개정 2023. 9. 26.〉
		① 특별자치시장·특별자치도지사 또는 시장·군수·구청장
		② 질병관리청장

조	법문내용	정답
	③ 질병관리청장은 예방접종피해보상 전문위원회의 의견을 들어 보상 여부를 결정한 후 그 사실을 시·도지사에게 통보하고, 시·도지사(특별자치시장·특별자치도지사는 제외한다)는 시장·군수·구청장에게 통보하여야 한다. 이 경우 통보를 받은 특별자치시장·특별자치도지사 또는 시장·군수·구청장은 제1항에 따라 보상을 받으려는 사람에게 결정 내용을 통보하여야 한다. 〈개정 2023. 9. 26〉 ④ 질병관리청장은 제3항에 따라 보상을 하기로 결정한 사람에 대하여 제29조의 보상 기준에 따른 보상금을 지급한다.	
74조	(비밀누설의 금지) 이 법에 따라 건강진단, 입원치료, 진단 등 감염병 관련 업무에 종사하는 자 또는 종사하였던 자는 그 업무상 알게 된 비밀을 다른 사람에게 누설하거나 업무목적 외의 용도로 사용하여서는 아니 된다.	

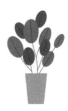

조	법문내용	정답

2조
★★★
	(정의)
	이 법에서 사용하는 용어의 뜻은 다음과 같다.
	1. "검역감염병"이란 다음 각 목의 어느 하나에 해당하는 것을 말한다.
	  (①)
	  자. 가목에서 아목까지의 것 외의 감염병으로서 외국에서 발생하여 국내로 들어올 우려가 있거나 우리나라에서 발생하여 외국으로 번질 우려가 있어 질병관리청장이 긴급 검역조치가 필요하다고 인정하여 고시하는 감염병
	2. "운송수단"이란 선박, 항공기, 열차 또는 자동차를 말한다.
	2의2. "운송수단의 장"이란 운송수단을 운행·조종하는 사람이나 운행·조종의 책임자 또는 운송수단의 소유자를 말한다.
	3. "(②)"란 검역감염병 병원체가 인체에 침입하여 증상을 나타내는 사람으로서 의사, 치과의사 또는 한의사의 진단 및 검사를 통하여 확인된 사람을 말한다.
	4. "(③)"란 검역감염병 병원체가 인체에 침입한 것으로 의심되나 검역감염병 환자로 확인되기 전 단계에 있는 사람을 말한다.
	5. "(④)"란 검역감염병 환자, 검역감염병 의사환자 및 병원체 보유자(이하 "검역감염병 환자등"이라 한다)와 접촉하거나 접촉이 의심되는 사람을 말한다.
	6. "감염병 매개체"란 공중보건에 위해한 감염성 병원체를 전파할 수 있는 설치류나 해충으로서 보건복지부령으로 정하는 것을 말한다.
	7. "검역관리지역"이란 검역감염병이 유행하거나 유행할 우려가 있어 국내로 유입될 가능성이 있는 지역으로서 제5조에 따라 지정된 지역을 말한다.
	8. "중점검역관리지역"이란 검역관리지역 중 유행하거나 유행할 우려가 있는 검역감염병이 치명적이고 감염력이 높아 집중적인 검역이 필요한 지역으로서 제5조에 따라 지정된 지역을 말한다.
		① 가. 콜레라
		  나. 페스트
		  다. 황열
		  라. 중증 급성호흡기 증후군(SARS)
		  마. 동물인플루엔자 인체감염
		  바. 신종인플루엔자
		  사. 중동 호흡기 증후군(MERS)
		  아. 에볼라바이러스병
		② 검역감염병 환자
		③ 검역감염병 의사환자
		④ 검역감염병 접촉자

5조	(검역관리지역등의 지정 및 해제) ① (①)은 검역전문위원회의 심의를 거쳐 검역관리지역 및 중점검역관리지역(이하 "검역관리지역등"이라 한다)을 지정 또는 해제할 수 있다.	① 질병관리청장
6조	(검역조사의 대상 등) ① 다음 각 호의 어느 하나에 해당하는 사람과 운송수단 및 화물(운송수단 내의 컨테이너, 운송수단 내 비치용품, 소모용품 및 개인 소지 물품을 포함한다. 이하 같다)은 제12조에 따른 검역조사를 받아야 한다.	

조	법문내용	정답

1. 우리나라로 들어오거나 외국으로 나가는 승객, 승무원 등 모든 사람(이하 "출입국자" 라 한다), 운송수단 및 보건복지부령으로 정하는 화물

2. 범죄의 예방, 수사 업무나 피의자 체포 업무 수행 등 대통령령으로 정하는 사유로 제1 호에 해당하는 운송수단과 접촉한 사람과 운송수단 및 화물

② 제1항에 따른 검역조사를 받지 아니한 운송수단과 사람 및 화물은 검역 절차가 끝나기 전에는 우리나라로 들어오거나 외국으로 나갈 수 없다.

③ 제1항과 제2항에도 불구하고 검역감염병 환자등과 사망자가 없는 운송수단으로서 다음 각 호의 어느 하나에 해당하는 운송수단은 대통령령으로 정하는 바에 따라 검역조사의 전부 또는 일부를 생략할 수 있다.

1. 외국으로 나가는 운송수단으로서 질병관리청장이 우리나라에서 검역감염병이 발생하여 국외로 번질 우려가 없다고 인정하는 운송수단(출입국자 및 화물을 포함한다)

2. 연료나 자재 및 생활필수품 등을 공급받을 목적으로 우리나라에 일시 머무르는 운송수단 중 보건복지부령으로 정하는 운송수단

> **시행령 제3조(검역조사의 생략 등)**
> ① 법 제6조 제3항 제2호에서 "보건복지부령으로 정하는 운송수단"이란 다음 각 호의 어느 하나의 사유로 우리나라에 일시 머무르는 운송수단을 말한다.
> 1. 급유 또는 급수를 위한 경우
> 2. 운행에 필요한 물품을 공급받기 위한 경우
> 3. 도착 또는 출발 증명서를 받기 위한 경우
> 4. 운송수단을 수리하기 위한 경우
> 5. 태풍 등 기상악화의 경우
> ② 「검역법 시행령」 제3조 제3항에 따른 검역조사 생략 신청서는 별지 제1호서식과 같다. 다만, 선박의 경우에는 별지 제2호서식의 외항선 입항·출항 통보서로 갈음할 수 있다.

3. 군용(軍用) 운송수단으로서 해당 운송수단의 장이 운송수단 안에 검역감염병 환자등과 감염병 매개체가 없다는 사실을 통보한 군용 운송수단

4. 「남북교류협력에 관한 법률」 제23조 제2항에 따른 통일부장관이 요청하는 운송수단 (이 경우 검역조사 또는 그 절차의 일부를 생략할 수 있다)

5. 관계 중앙행정기관의 장이 검역조사의 생략을 요청하는 운송수단으로서 질병관리청장이 인정하는 운송수단

> **시행령 제3조(검역조사의 생략)**
> ① 법 제6조 제3항에 따라 검역감염병 환자, 검역감염병 의사환자 및 병원체 보유자(이하 "검역감염병 환자등"이라 한다)와 사망자가 없는 운송수단으로서 다음 각 호의 운송수단에 대해서는 법 제12조 제1항에 따른 검역조사를 전부 생략할 수 있다.
> 1. 법 제6조 제3항 제1호, 제3호 및 제5호의 운송수단
> 2. 법 제6조 제3항 제2호의 운송수단 중 화물과 사람을 내리지 않는 운송수단
> ② 법 제6조 제3항에 따라 검역감염병 환자등과 사망자가 없는 운송수단으로서 다음 각 호의 운송수단에 대해서는 법 제12조 제1항 제1호, 제3호 및 제4호의 사항에 대한 검역조사를 생략할 수 있다.
> 1. 법 제6조 제3항 제2호의 운송수단 중 화물은 내리지 않으나 사람을 내리는 운송수단
> 2. 법 제6조 제3항 제4호의 운송수단

조	법문내용	정답
	③ 법 제6조 제3항에 따라 검역조사의 전부 또는 일부를 생략받으려는 운송수단의 장은 같은 항 제1호에 해당하는 경우를 제외하고는 보건복지부령으로 정하는 검역조사 생략 신청서를 국립검역소장(이하 "검역소장"이라 한다)에게 제출해야 한다.	
9조	**(검역 통보)** ① 제6조에 따른 검역조사의 대상이 되는 운송수단의 장은 해당 운송수단이 검역 장소에 접근하였을 때에는 해당 검역 장소를 관할하는 검역소장에게 검역감염병 환자등의 유무와 위생 상태 등 보건복지부령으로 정하는 사항을 보건복지부령으로 정하는 바에 따라 통보하여야 한다. 다만, 운송수단이 긴급한 위난을 피하기 위하여 부득이하게 검역 장소가 아닌 곳에 도착한 경우에는 그 도착장소와 가장 가까운 검역구역을 관할하는 (①)에게 통보하여야 한다. ② 제1항 단서에 따른 통보를 받은 검역소장은 운송수단의 장에게 검역감염병 환자등에 대한 조치 등 필요한 조치를 하도록 지시할 수 있으며, 지시를 받은 운송수단의 장은 그 지시에 따라야 한다.	① 검역소장
10조	**(검역 장소)** ① 질병관리청장은 관계 (①)과 협의하여 검역 장소를 정한다. ② 검역을 받으려는 출입국자 및 운송수단은 검역 장소에 도착하여 검역조사를 받아야 한다. 다만, 검역 장소에서 검역조사를 받기 어렵거나 검역조사가 완료되기 어려운 경우 보건복지부령으로 정하는 검역구역에서 검역조사를 받을 수 있다. ③ 제2항에도 불구하고 다음 각 호의 어느 하나에 해당하는 경우는 검역소장이 정하는 장소에서 검역조사를 받을 수 있다. 　1. 나포, 귀순, 조난 및 응급환자 발생 등 부득이한 경우 　2. 날씨나 그 밖의 부득이한 사유로 보건복지부령으로 정하는 경우	① 중앙행정기관의 장
11조	**(검역 시각)** ① 삭제 〈2020. 3. 4.〉 ② 검역소장은 제6조에 따른 검역조사의 대상이 검역 장소에 도착하는 (①) 검역조사를 하여야 한다. 다만, 즉시 검역조사를 하지 못하는 보건복지부령으로 정하는 부득이한 사유가 있는 경우에는 검역 장소에 대기하거나 격리할 것을 조건으로 승객, 승무원 및 화물을 내리게 할 수 있다. ③ 외국으로 나가는 운송수단의 장은 검역소장에게 출발 예정 시각을 통보하여야 한다. ④ 검역소장은 제3항에 따라 통보받은 출발 예정 시각 전에 검역조사를 마쳐야 한다.	① 즉시
12조	**(검역조사)** ① (①)은 다음 각 호의 사항에 대하여 검역조사를 한다. 다만, 자동차의 경우에는 제2호 외의 사항을 생략할 수 있다. 　1. 운송수단 및 화물의 보건 · 위생 상태에 대한 경과(經過)와 현황 　2. 출입국자의 검역감염병 감염 · 위험요인 여부 및 예방관리에 관한 사항 　3. 운송수단의 식품 보관 상태 　4. 감염병 매개체의 서식 유무와 번식 상태 ② 육로를 통하여 들어오는 출입국자는 출입하기 전에 검역구역이나 보건복지부령으로 정하는 장소에서 검역조사를 받아야 한다.	① 검역소장

조	법문내용	정답
	③ 검역소장은 제1항에 따른 검역조사를 하기 위하여 출입국자와 운송수단의 장에게 필요한 서류를 제출(제29조의 2에 따른 검역정보시스템을 통한 서류 제출을 포함한다)하거나 제시하도록 요구할 수 있으며, 필요한 사항을 질문하거나 검사·조사할 수 있다. 〈개정 2024. 1. 23.〉 ④ 검역소장은 검역업무를 신속하고 정확하게 수행하기 위하여 정보화기기, 영상정보처리기기, 전자감지기 등 장비를 활용할 수 있다. ⑤ 제1항부터 제4항까지의 규정에 따른 검역조사의 방법과 절차 등에 관하여 필요한 사항은 보건복지부령으로 정한다.	
12조의 2	(신고의무 및 조치 등) ① 다음 각 호의 어느 하나에 해당하는 사람은 해당 검역관리지역 또는 중점검역관리지역을 출발한 후 제17조 제3항에 따른 검역감염병의 (①)이 경과하지 아니한 경우 그 사실을 보건복지부령으로 정하는 바에 따라 검역소장에게 건강 상태 등을 신고하여야 한다. 　1. 검역관리지역에 체류하거나 그 지역을 경유하여 국내에 입국하는 사람 중 검역감염병을 의심할 수 있는 증상이 있는 사람 　2. 중점검역관리지역에 체류하거나 그 지역을 경유하여 국내에 입국하는 사람 ② 질병관리청장은 제1항 각 호의 어느 하나에 해당하는 사람이 건강 상태 등을 신고할 수 있도록 공항, 항만 및 육로의 입국장 등 보건복지부령으로 정하는 장소에 해외감염병신고센터를 설치하여야 한다. ③ 검역소장은 검역감염병 전파가 우려될 경우에는 제1항에 따라 신고하는 사람에게 다음 각 호의 조치를 할 수 있다. 　1. 여행지역과 시기에 관한 정보의 요구 　2. 검역감염병 관련 건강 상태에 관한 정보의 요구 　3. 예방접종을 증명할 수 있는 서류의 요구 　4. 검역감염병의 감염 여부를 파악하기 위한 검사 또는 검진 　5. 그 밖에 검역감염병의 전파를 방지하기 위하여 필요한 조치로서 보건복지부령으로 정하는 조치 ④ 검역감염병이 국내에서 발생하여 외국으로 전파될 위험이 있는 경우, 외국으로 나가는 사람 중 검역감염병을 의심할 수 있는 증상이 있는 사람은 제2항에 따른 해외감염병신고센터에 건강 상태 등을 신고하여야 한다. 이 경우, 검역소장은 건강 상태 등을 신고한 자에 대하여 제3항 각 호의 조치를 실시할 수 있다.	① 최대 잠복기간
12조의 3	(항공기 검역조사) ① 항공기 검역조사를 받으려는 운송수단의 장은 보건복지부령으로 정하는 바에 따라 검역조사에 필요한 서류를 검역소장에게 제출하여야 한다. ② 검역소장은 제1항에 따라 제출한 서류를 심사하여 검역감염병이 국내에 전파될 우려가 없다고 판단한 경우에는 서류 심사로 검역조사를 할 수 있다. 다만, 검역감염병의 전파 위험이 큰 경우 등 보건복지부령으로 정하는 경우에는 탑승하여 검역조사를 하여야 한다. ③ 제1항에 따른 서류 제출 및 제2항 본문에 따른 서류 심사에 의한 검역조사는 전산시스템을 이용하여 처리할 수 있다.	

조	법문내용	정답
12조의 4	**(선박 검역조사)** ① 선박 검역조사를 받으려는 운송수단의 장은 보건복지부령으로 정하는 바에 따라 검역조사에 필요한 서류를 검역소장에게 제출하여야 한다. 이 경우 운송수단의 장은 검역 장소에 도착하여 선박에 (①)를 달거나 (②)을 켜는 등 검역 표시를 하여야 한다. ② 검역소장은 제12조 제3항에 따라 운송수단의 장에게 서류의 제출을 요구할 때에는 「해운법」 제33조에 따라 등록한 해운대리점의 대표자로 하여금 운송수단이 도착하기 전까지 관련 서류를 제출하거나 제시하도록 요구할 수 있다.	① 노란색 기(旗) ② 노란색 전조등
12조의 5	**(육로 검역조사)** ① 육로를 통하여 들어오는 출입국자 및 운송수단은 보건복지부령으로 정하는 바에 따라 검역조사를 받아야 한다. ② 질병관리청장은 육로를 통하여 들어오는 출입국자 및 운송수단에 대하여 통일부장관이 「남북교류협력에 관한 법률」 제23조 제2항 단서에 따른 협의를 요청할 때에는 보건복지부령으로 정하는 바에 따라 제9조 제1항에 따른 검역통보 절차의 일부를 생략할 수 있다.	
13조	**(검역 전의 승선 · 탑승)** ① 검역조사를 받아야 할 운송수단에 검역조사가 완료되어 검역증이 발급되기 전에는 제30조에 따른 검역공무원이 아닌 사람은 승선하거나 탑승할 수 없다. 다만, 미리 보건복지부령으로 정하는 바에 따라 검역소장의 (①)를 받은 경우에는 그러하지 아니한다. ② 검역소장의 허가를 받지 아니하고 승선하거나 탑승한 사람은 검역조사를 받아야 하며, 제1항 단서에 따라 검역소장의 허가를 받아 승선하거나 탑승한 사람이 검역감염병 증상이 있거나 검역감염병 환자등과 접촉한 경우 즉시 (②)에게 신고를 하여야 한다.	① 허가 ② 검역소장

15조	**(검역조치)**
	① (①)은 검역감염병 유입과 전파를 차단하기 위하여 검역감염병에 감염되었거나 감염된 것으로 의심되는 사람, 검역감염병 병원체에 오염되었거나 오염된 것으로 의심되거나 감염병 매개체가 서식하는 것으로 의심되는 운송수단이나 화물에 대하여 다음 각 호의 전부 또는 일부의 조치를 할 수 있다.
	  1. 검역감염병 환자등을 감시하거나 격리시키는 것
	  2. 검역감염병 접촉자 또는 보건복지부령으로 정하는 검역감염병 위험요인에 노출된 사람(이하 "검역감염병 위험요인에 노출된 사람"이라 한다)을 감시하거나 격리시키는 것
	  3. 검역감염병 병원체에 오염되었거나 오염된 것으로 의심되는 화물을 소독 또는 폐기하거나 옮기지 못하게 하는 것
	  4. 검역감염병 병원체에 오염되었거나 오염된 것으로 의심되는 곳을 소독하거나 사용을 금지 또는 제한하는 것
	  4의2. 검역감염병 병원체 오염 여부를 확인할 필요가 있다고 인정되는 운송수단 및 화물을 검사하는 것
	  5. 삭제
		① 질병관리청장

조	법문내용	정답
	6. 감염병 매개체가 서식하거나 서식하는 것으로 의심되는 운송수단과 화물을 소독하고 감염병 매개체를 없애도록 운송수단의 장이나 화물의 소유자 또는 관리자에게 명하는 것 7. 검역감염병의 감염 여부를 확인할 필요가 있다고 인정되는 사람을 진찰하거나 검사하는 것 8. 검역감염병의 예방이 필요한 사람에게 예방접종을 하는 것	
16조 ★	(검역감염병 환자등의 격리) ① (①)은 제15조 제1항 제1호에 따라 검역감염병 환자등을 다음 각 호의 어느 하나에 해당하는 시설에 격리한다. 다만, 사람 간 전파가능성이 낮은 경우 등 질병관리청장이 정하는 경우는 격리 대상에서 제외할 수 있다. 　1. 검역소에서 관리하는 격리시설로서 질병관리청장이 지정한 시설 　2. 「감염병의 예방 및 관리에 관한 법률」 제36조 또는 제37조에 따른 감염병관리기관, 격리소·요양소 또는 진료소 　3. 자가(自家) 　4. 「감염병의 예방 및 관리에 관한 법률」 제8조의 2에 따른 감염병전문병원 　5. 국내에 거주지가 없는 경우 질병관리청장이 지정하는 시설 또는 장소 ② 질병관리청장은 검역감염병 환자등이 많이 발생하여 제1항에 따른 격리시설이나 감염병관리기관 등이 부족한 경우에는 보건복지부령으로 정하는 바에 따라 임시 격리시설을 설치·운영할 수 있다. ③ 질병관리청장은 제1항에 따른 격리조치(이송을 포함한다)를 할 때에 필요하면 특별시장·광역시장·특별자치시장·도지사·특별자치도지사(이하 "시·도지사"라 한다) 또는 시장·군수·구청장(자치구의 구청장을 말한다. 이하 같다)에게 협조를 요청할 수 있다. 이 경우 시·도지사 또는 시장·군수·구청장은 특별한 사유가 없으면 협조하여야 한다. ④ 검역감염병 환자등의 격리 기간은 검역감염병 환자등의 (②)이 없어질 때까지로 하고, 격리기간이 지나면 즉시 해제하여야 한다. ⑤ 제4항에 따른 격리 기간 동안 격리된 사람은 (③)의 허가를 받지 아니하고는 다른 사람과 접촉할 수 없다. ⑥ 검역소장은 검역감염병 환자등을 격리하였을 때에는 보건복지부령으로 정하는 바에 따라 격리 사실을 격리 대상자 및 격리 대상자의 가족, 보호자 또는 격리 대상자가 지정한 사람에게 알려야 한다.	① 질병관리청장 ② 감염력 ③ 검역소장
17조 ★	(검역감염병 접촉자에 대한 감시 등) ① (①)은 제15조 제1항 제2호에 따라 검역감염병 접촉자 또는 검역감염병 위험요인에 노출된 사람이 입국 후 거주하거나 체류하는 지역의 특별자치도지사·시장·군수·구청장에게 건강 상태를 감시하거나 「감염병의 예방 및 관리에 관한 법률」 제49조 제1항에 따라 격리시킬 것을 요청할 수 있다. ② 특별자치도지사·시장·군수·구청장은 제1항에 따라 감시하는 동안 검역감염병 접촉자 또는 검역감염병 위험요인에 노출된 사람이 검역감염병 환자등으로 확인된 경우에는 지체 없이 격리 등 필요한 조치를 하고 즉시 그 사실을 질병관리청장에게 보고하여야 한다.	① 질병관리청장

조	법문내용	정답
	③ 제1항에 따른 감시 또는 격리 기간은 보건복지부령으로 정하는 해당 검역감염병의 (②)기간을 초과할 수 없다. 1. ~ 6. 삭제 〈2020. 3. 4.〉 [제목개정 2020. 3. 4.] **시행규칙 제14조의 3(검역감염병의 최대 잠복기간)★★★** 법 제17조 제3항에 따른 검역감염병의 최대 잠복기간은 다음 각 호의 구분에 따른다. 1. 콜레라: (③)일 2. 페스트: (④)일 3. 황열: (⑤)일 4. 중증 급성호흡기 증후군(SARS): (⑥)일 5. 동물인플루엔자 인체감염증: (⑦)일 6. 중동 호흡기 증후군(MERS): (⑧)일 7. 에볼라바이러스병: (⑨)일 8. 법 제2조 제1호 바목 및 자목에 해당하는 검역감염병: 법 제4조의 2 제1항에 따른 검역전문위원회에서 정하는 최대 잠복기간	② 최대 잠복 ③ 5 ④ 6 ⑤ 6 ⑥ 10 ⑦ 10 ⑧ 14 ⑨ 21
18조	**(격리시설 등에서 물품 반출의 금지)** 제16조에 따른 격리시설과 임시 격리시설에서 사용하거나 보관 중인 물품은 (①)의 허락을 받지 아니하고 반출하여서는 아니 된다.	① 검역소장
19조	**(오염운송수단 등의 이동금지 등의 조치)** ① (①)은 검역감염병에 감염되었거나 감염이 의심되는 승객, 승무원 및 도보출입자, 검역감염병 병원체에 오염되었거나 오염이 의심되는 운송수단 및 화물(이하 이 조에서 "오염운송수단등"이라 한다)에 대하여는 검역소장이 지정하는 장소에서 검역감염병 유무에 관한 검사, 소독 및 물건의 폐기 등의 조치가 끝날 때까지 보건복지부령으로 정하는 바에 따라 이동금지 등의 조치를 할 수 있다. 이 경우 검역소장의 허가를 받지 아니하고는 오염운송수단등에 접촉하거나 탑승할 수 없다. ② 검역소장은 오염운송수단등에 대한 조치를 하여 검역감염병이 국내로 번질 우려가 없다고 인정되면 그 이동금지 등의 조치를 해제하여야 한다. 이 경우 이동금지 등의 조치를 해제하기 위한 인정 기준은 보건복지부령으로 정한다.	① 질병관리청장
20조	**(검역감염병 외의 감염병에 대한 예방조치)** (①)은 검역조사에서 다음 각 호를 발견한 경우에는 보건복지부령으로 정하는 바에 따라 진찰, 검사, 소독 및 그 밖에 필요한 예방조치를 할 수 있다. 〈개정 2010. 1. 18., 2020. 3. 4.〉 1. 검역감염병 외의 감염병 환자 2. 검역감염병 외의 감염병 의사환자 3. 검역감염병 외의 감염병으로 죽은 사람의 시체 4. 검역감염병 외의 감염병 병원체에 오염되었거나 오염되었을 가능성이 있는 운송수단	① 검역소장

조	법문내용	정답
21조	**(소독이 필요한 화물의 보관)** 검역소장은 운송수단의 화물선적 목록에 적힌 화물 중 소독할 필요가 있다고 인정되는 화물은 다른 화물과 접촉되지 아니하게 따로 보관할 것을 해당 세관장에게 요구할 수 있다.	
22조	**(검역증)** (①)은 검역조사 결과 출입국자, 운송수단 또는 화물에 의하여 검역감염병이 국내외로 번질 우려가 없는 등 이상이 없는 것으로 인정되면 출입국자 또는 운송수단의 장이 요구하는 경우 보건복지부령으로 정하는 바에 따라 (②)을 내주어야 한다.	① 검역소장 ② 검역증
23조	**(조건부 검역증)** ① 검역소장은 검역조사 결과 검역소독 등을 실시할 것을 조건으로 운송수단의 장에게 (①)을 내줄 수 있다. ② 검역소장은 조건부 검역증을 받은 운송수단의 장이 해당 조건을 이행하였을 때에는 그 운송수단의 장에게 검역증을 내주어야 한다. 이 경우 운송수단의 장은 종전에 발급받은 조건부 검역증을 폐기하여야 한다.	① 조건부 검역증
24조	**(출입국의 금지 또는 정지 요청)** (①)은 공중보건상 큰 위해를 끼칠 염려가 있다고 인정되는 다음 각 호에 해당하는 사람에 대하여는 법무부장관에게 출국 또는 입국의 금지 또는 정지를 요청할 수 있다. 다만, 입국의 금지 또는 정지의 요청은 외국인의 경우에만 해당한다. 　1. 검역감염병 환자등 　2. 검역감염병 접촉자 　3. 검역감염병 위험요인에 노출된 사람 　4. 검역관리지역등에서 입국하거나 이 지역을 경유하여 입국하는 사람	① 질병관리청장
25조	**(시체 등의 반입 및 조사)** ① 국내로 시체를 반입하려는 자는 검역감염병으로 인한 사망 여부를 확인하기 위하여 보건복지부령으로 정하는 바에 따라 필요한 서류를 제출하거나 제시하여야 한다. ② 검역소장은 검역감염병으로 죽은 사람의 시체, 유골 및 유물로서, 방부처리(防腐處理) 후 불침투성(不浸透性) 관(棺)에 밀봉되어 있지 아니하거나 (①)가 되어 있지 아니한 것에 대하여는 국내 반입을 허용하지 아니한다.	① 화장조치
27조	**(선박위생 증명서의 발급 등)** ① 검역소장은 선장 또는 선박의 소유자가 선박위생 증명서 발급을 신청하면 그 선박에 대하여 검역감염병 병원체의 오염 여부와 감염병 매개체 유무 등에 관한 조사를 하고, 그 결과 해당 선박에 검역감염병 병원체의 오염 의심이 없고 감염병 매개체가 서식하지 아니한 경우에는 6개월간 유효한 (①)를 내준다. ② 검역소장은 제1항에 따른 조사 결과 해당 선박에 검역감염병 병원체의 오염이 의심되거나 감염병 매개체의 서식이 의심되면 보건복지부령으로 정하는 자격이 있는 자에게 소독을 하게 하거나 감염병 매개체를 없애도록 한 후 (②)개월간 유효한 선박위생관리 증명서를 내준다.	① 선박위생관리 면제 증명서 ② 6

조	법문내용	정답
28조의 2	(국제공인예방접종) ① (①)은 외국으로 나가는 사람의 요청이 있을 경우에는 검역감염병의 예방접종을 실시하고 국제공인예방접종증명서를 내주어야 한다. ② 질병관리청장은 검역감염병의 예방접종 후 이상반응에 대비하여 관련 응급처치 비상품을 구비하여야 한다. ③ 제28조의 3의 국제공인예방접종기관의 장은 검역감염병의 예방접종을 수행한 경우 예방접종증명서를 발급하여야 하며, 검역소장은 예방접종증명서의 사실을 확인한 후 국제공인예방접종증명서를 발급한다.	① 질병관리청장
28조의 3	(국제공인예방접종지정기관의 지정 등) ① (①)은 다음 각 호의 어느 하나에 해당하는 기관 중에서 국제공인예방접종을 실시할 수 있는 기관(이하 "국제공인예방접종지정기관"이라 한다)을 지정할 수 있다. 이 경우 질병관리청장은 이를 공고하여야 한다. 　1. 「의료법」 제3조에 따른 의료기관 　2. 의무실이 설치되어 있고 의사가 항상 근무하는 국가 및 지방자치단체의 기관, 「공공기관의 운영에 관한 법률」에 따른 공공기관 ② 질병관리청장은 국제공인예방접종지정기관이 다음 각 호의 어느 하나에 해당하는 경우에는 그 지정을 취소할 수 있다. 　1. 최근 3년간 검역감염병에 대한 예방접종 실적이 없는 경우 　2. 검역감염병 예방접종과 관련하여 이 법이나 의료 관계 법령을 위반한 경우	① 질병관리청장
29조의 2	(검역정보시스템의 구축 · 운영) ① (①)은 검역감염병에 감염되었거나 감염되었을 것으로 우려되는 사람과 오염 우려가 있는 운송수단을 신속히 확인하는 등 <u>효율적 검역업무의 수행을 위하여 검역대상자 등의 정보를 전자적으로 처리할 수 있는 검역정보시스템을 구축 · 운영할 수 있다.</u> 〈개정 2020. 8. 11.〉 ③ (②)은 <u>검역감염병 전파 방지 등 검역업무를 위하여</u> 제1항에 따른 시스템을 <u>다음 각 호의 정보시스템과 전자적으로 연계하여 활용할 수 있다.</u> 이 경우 연계를 통하여 수집 · 제공할 수 있는 정보는 입국정보, 건강상태 등 대통령령으로 정한다. 〈신설 2024. 2. 20.〉 　1. 「감염병의 예방 및 관리에 관한 법률」 제33조의4에 따른 예방접종통합관리시스템 　2. 「감염병의 예방 및 관리에 관한 법률」 제40조의5에 따른 감염병관리통합정보시스템 　3. 그 밖에 보건복지부령으로 정하는 정보시스템	① 질병관리청장 ② 질병관리청장
30조	(검역공무원) ① 이 법에 규정한 직무를 수행하기 위하여 검역소에 검역소장, 검역관 및 그 밖의 공무원(이하 "검역공무원"이라 한다)을 둔다.	

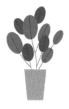

조	법문내용	정답
2조	(정의) 이 법에서 사용하는 용어의 뜻은 다음과 같다. 　1. "감염인"이란 인체면역결핍바이러스에 감염된 사람을 말한다. 　2. "(①)"란 감염인 중 대통령령으로 정하는 후천성면역결핍증 특유의 임상증상이 나타난 사람을 말한다. 시행령 제2조(임상증상) 「후천성면역결핍증 예방법」(이하 "법"이라 한다) 제2조 제2호에서 "대통령령으로 정하는 후천성면역결핍증 특유의 임상증상"이란 세포면역기능에 결함이 있고, (②), 결핵 등의 기회감염 또는 기회질환이 있는 경우를 말한다.[전문개정 2008. 9. 3.]	① 후천성면역결핍증 환자 ② 주폐포자충폐렴 (住肺胞子蟲肺炎)
3조	(국가·지방자치단체 및 국민의 의무) ① 국가와 지방자치단체는 후천성면역결핍증의 예방·관리와 감염인의 보호·지원을 위한 대책을 수립·시행하고 감염인에 대한 차별 및 편견의 방지와 후천성면역결핍증의 예방을 위한 교육과 홍보를 하여야 한다. ② 국가와 지방자치단체는 국제사회와 협력하여 후천성면역결핍증의 예방과 치료를 위한 활동에 이바지하여야 한다. ③ 국민은 후천성면역결핍증에 관한 올바른 지식을 가지고 예방을 위한 주의를 하여야 하며, 국가나 지방자치단체가 이 법에 따라 하는 조치에 적극 협력하여야 한다. ④ 제1항부터 제3항까지의 경우에 국가·지방자치단체 및 국민은 감염인의 인간으로서의 존엄과 가치를 존중하고 그 기본적 권리를 보호하며, 이 법에서 정한 사항 외의 불이익을 주거나 차별대우를 하여서는 아니 된다. ⑤ (①)는 근로자가 감염인이라는 이유로 근로관계에 있어서 법률에서 정한 사항 외의 불이익을 주거나 차별대우를 하여서는 아니 된다.	① 사용자
5조 ★★	(의사 또는 의료기관 등의 신고) ① 감염인을 진단하거나 감염인의 사체를 검안한 의사 또는 의료기관은 보건복지부령으로 정하는 바에 따라 (①)시간 이내에 진단·검안 사실을 관할 (②)에게 신고하고, 감염인과 그 배우자(사실혼 관계에 있는 사람을 포함한다. 이하 같다) 및 (③)에게 후천성면역결핍증의 전파 방지에 필요한 사항을 알리고 이를 준수하도록 지도하여야 한다. 이 경우 가능하면 감염인의 의사(意思)를 참고하여야 한다. ② 학술연구 또는 제9조에 따른 혈액 및 혈액제제(血液製劑)에 대한 검사에 의하여 감염인을 발견한 사람이나 해당 연구 또는 검사를 한 기관의 장은 보건복지부령으로 정하는 바에 따라 24시간 이내에 질병관리청장에게 신고하여야 한다. ③ 감염인이 (④)한 경우 이를 처리한 의사 또는 의료기관은 보건복지부령으로 정하는 바에 따라 24시간 이내에 관할 보건소장에게 신고하여야 한다.	① 24 ② 보건소장 ③ 성 접촉자 ④ 사망

조	법문내용	정답
	④ 제1항 및 제3항에 따라 신고를 받은 보건소장은 특별자치시장·특별자치도지사·시장·군수 또는 구청장(자치구의 구청장을 말한다. 이하 같다)에게 이를 보고하여야 하고, 보고를 받은 특별자치시장·특별자치도지사는 질병관리청장에게, 시장·군수·구청장은 특별시장·광역시장 또는 도지사를 거쳐 질병관리청장에게 이를 보고하여야 한다. 시행규칙 제2조(의사 또는 의료기관 등의 신고) ① 「후천성면역결핍증 예방법」(이하 "법"이라 한다) 제5조 제1항에 따라 감염인을 진단하거나 감염인의 사체를 검안한 의사 또는 의료기관은 진단 또는 검안한 때부터 24시간 이내에 다음 각 호의 사항을 별지 제1호서식(전자문서를 포함한다)에 따라 보건소장에게 신고해야 한다. 〈개정 2019. 9. 27., 2019. 12. 31.〉 1. 감염인에 대한 진단방법, 주요 증상 및 주요 감염경로 2. 감염인에 대한 진단 및 초진연월일 3. 검사물번호 4. 감염인의 사망 및 검안연월일과 검안 내용(사체를 검안한 경우로 한정한다) 5. 진단한 의사의 성명과 그가 종사하는 의료기관의 주소 및 명칭	
7조	(비밀 누설 금지) 다음 각 호의 어느 하나에 해당하는 사람은 이 법 또는 이 법에 따른 명령이나 다른 법령에서 정하고 있는 경우 또는 본인의 동의가 있는 경우를 제외하고는 재직 중에는 물론 퇴직 후에도 감염인에 대하여 업무상 알게 된 비밀을 누설하여서는 아니 된다. 1. 국가 또는 지방자치단체에서 후천성면역결핍증의 예방·관리와 감염인의 보호·지원에 관한 사무에 종사하는 사람 2. 감염인의 진단·검안·진료 및 간호에 참여한 사람 3. 감염인에 관한 기록을 유지·관리하는 사람	
8조 ★	(검진) ① (❶)은 공중(公衆)과 접촉이 많은 업소에 종사하는 사람으로서 제2항에 따른 검진 대상이 되는 사람에 대하여 후천성면역결핍증에 관한 정기검진 또는 수시검진을 하여야 한다. ② 질병관리청장, 시·도지사, 시장·군수·구청장은 후천성면역결핍증에 감염되었다고 판단되는 충분한 사유가 있는 사람 또는 후천성면역결핍증에 감염되기 쉬운 환경에 있는 사람으로서 다음 각 호의 어느 하나에 해당하는 사람에 대하여 후천성면역결핍증에 관한 검진을 할 수 있다. 1. 감염인의 배우자 및 성 접촉자 2. 그 밖에 후천성면역결핍증의 예방을 위하여 검진이 필요하다고 질병관리청장이 인정하는 사람 ③ 해외에서 입국하는 외국인 중 대통령령으로 정하는 장기체류자는 입국 전 (❷)개월 이내에 발급받은 후천성면역결핍증 음성확인서를 질병관리청장에게 보여주어야 한다. 이를 보여주지 못하는 경우에는 입국 후 (❸)시간 이내에 검진을 받아야 한다.	❶ 질병관리청장, 특별시장·광역시장·특별자치시장·도지사 또는 특별자치도지사, 시장·군수·구청장 ❷ 1 ❸ 72

조	법문내용	정답
	④ 후천성면역결핍증에 관한 검진을 하는 자는 검진 전에 검진 대상자에게 이름·주민등록번호·주소 등을 밝히지 아니하거나 가명을 사용하여 검진(이하 "익명검진"이라 한다)할 수 있다는 사실을 알려 주어야 하고, 익명검진을 신청하는 경우에도 검진을 하여야 한다. ⑤ 제4항에 따른 검진을 하는 자는 검진 결과 감염인으로 밝혀진 사람이 있는 경우에는 보건복지부령으로 정하는 바에 따라 관할 보건소장에게 신고하여야 한다. 이 경우 감염인의 정보는 (④)으로 관리하여야 한다. 시행령 제10조(검진대상자) ① 삭제 〈2020. 1. 29.〉 ② 법 제8조 제3항 전단에서 "대통령령으로 정하는 장기체류자"란 「출입국관리법」 제16조에 따른 재난상륙허가의 대상자로서 질병관리청장이 후천성면역결핍증의 예방을 위하여 필요하다고 인정하는 사람을 말한다. 다만, 배우자를 동반하는 사람은 제외한다. 〈개정 2020. 1. 29., 2020. 9. 11.〉 ③ 법 제8조 제3항에 따른 후천성면역결핍증 음성확인서(이하 "검사음성확인서"라 한다)는 각국의 공공검사기관이나 의료기관에서 영문으로 발급한 것이어야 한다. [전문개정 2008. 9. 3.] 시행령 제11조(정기검진) 법 제8조 제1항에 따른 정기검진은 (⑤)개월 간격으로 1년에 2회 실시한다. [전문개정 2008. 9. 3.]	④ 익명 ⑤ 6
8조의 2	(검진 결과의 통보) ① 후천성면역결핍증에 관한 검진을 한 자는 검진 대상자 본인 외의 사람에게 검진 결과를 통보할 수 없다. 다만, 검진 대상자가 군(軍), 교정시설 등 공동생활자인 경우에는 해당 기관의 장에게 통보하고, 미성년자, 심신미약자, 심신상실자인 경우에는 그 법정대리인에게 통보한다. ② 제1항에 따른 검진 결과 통보의 경우 감염인으로 판정을 받은 사람에게는 (①) 등 검진 결과의 비밀이 유지될 수 있는 방법으로 하여야 한다. ③ 사업주는 근로자에게 후천성면역결핍증에 관한 검진결과서를 제출하도록 요구할 수 없다.	① 면접통보
9조	(혈액·장기·조직 등의 검사) ① 「혈액관리법」 제2조 제3호의 혈액원(血液院)과 같은 조 제8호의 혈액제제[혈액과 혈장(血漿)을 포함한다. 이하 같다]를 수입하는 자는 해당 혈액원에서 채혈된 혈액이나 수입 혈액제제에 대하여 보건복지부령으로 정하는 바에 따라 인체면역결핍바이러스의 감염 여부를 검사하여야 한다. 다만, 인체면역결핍바이러스에 감염되어 있지 아니하다는 해당 제품 수출국가의 증명서류가 첨부되어 있는 수입 혈액제제로서 질병관리청장이 그 검사가 필요 없다고 인정하는 경우에는 그러하지 아니하다. ② 의사 또는 의료기관은 다음 각 호의 어느 하나에 해당하는 행위를 하기 전에 보건복지부령으로 정하는 바에 따라 인체면역결핍바이러스의 감염 여부를 검사하여야 한다.	

조	법문내용	정답
	1. 장기(인공장기를 포함한다. 이하 같다) · 조직의 이식 2. 정액의 제공 3. 그 밖에 인체면역결핍바이러스 감염의 위험이 있는 매개체(이하 "매개체"라 한다)의 사용 ③ 제1항과 제2항에 따른 검사를 받지 아니하거나 검사를 한 결과 인체면역결핍바이러스에 감염된 것으로 나타난 혈액 · 수입 혈액제제 · 장기 · 조직 · 정액 · 매개체는 이를 유통 · 판매하거나 사용하여서는 아니 된다. 시행규칙 제8조(혈액 · 장기 · 조직등의 검사) ① 법 제9조의 규정에 의하여 혈액원은 채혈된 모든 혈액에 대하여, 의사 또는 의료기관은 장기 · 조직 및 정액 기타 매개체에 대하여 각각 후천성면역결핍증 감염여부를 검사하고 감염이 의심되는 혈액 · 장기 · 조직 · 정액 및 매개체에 대하여는 확인검사기관의 장에게 검사를 의뢰하여 확인검사를 받아야 한다. ② 수입혈액제제 또는 원료혈액제제를 수입하는 자가 법 제9조 제1항 단서의 규정에 해당하는 서류를 첨부하지 아니하고 당해제품을 수입한 때에는 통관 이전에 (①)의 검사를 받아야 한다.	① 식품의약품안전처장
10조	**(역학조사)** (①)은 감염인 및 감염이 의심되는 충분한 사유가 있는 사람에 대하여 후천성면역결핍증에 관한 검진이나 전파 경로의 파악 등을 위한 역학조사를 할 수 있다.	① 질병관리청장, 시 · 도지사, 시장 · 군수 · 구청장
13조 ★	**(전문진료기관 등의 설치)** ① (①)은 후천성면역결핍증의 예방 · 관리와 그 감염인의 보호 · 지원 또는 치료를 위하여 필요한 전문진료기관 또는 연구기관을 설치 · 운영할 수 있다.	① 질병관리청장
14조	**(치료 권고)** (①)은 인체면역결핍바이러스의 전염을 방지하기 위하여 감염인 중 다른 사람에게 감염시킬 우려가 있는 사람 등 다음 각 호로 정하는 감염인에게 제13조에 따른 전문진료기관 또는 제16조에 따른 요양시설에서 치료를 받거나 요양을 하도록 권고할 수 있다. 1. 검진 결과 감염인으로 판명된 사람으로서 검진을 받아야 할 업소에 종사하거나 종사할 가능성이 높은 감염인 2. 주의 능력과 주위 환경 등으로 보아 다른 사람에게 감염시킬 우려가 있다고 인정되는 감염인 3. 생계유지 능력이 없고, 다른 사람에 의하여 부양 또는 보호를 받고 있지 아니한 감염인	① 질병관리청장, 시 · 도지사 또는 시장 · 군수 · 구청장
15조	**(치료 및 보호조치 등)** ① (①)은 제14조에 따른 치료 권고에 따르지 아니하는 감염인 중 감염인의 주의 능력과 주위 환경 등으로 보아 다른 사람에게 감염시킬 우려가 높다고 인정되는 감염인에 대하여는 치료 및 보호조치를 강제할 수 있다. ② 제1항에 따라 강제할 경우 이를 집행하는 사람은 그 권한을 나타내는 증표를 지니고 이를 관계인에게 보여주어야 한다.	① 질병관리청장, 시 · 도지사 또는 시장 · 군수 · 구청장

조	법문내용	정답
16조	(요양시설 등의 설치 · 운영) ① 질병관리청장 또는 시 · 도지사는 감염인의 요양 및 치료 등을 위한 시설(이하 "(①)"이라 한다)과 감염인에 대한 정보 제공, 상담 및 자활 등을 위한 시설(이하 "(②)"라 한다)을 설치 · 운영할 수 있다.	① 요양시설 ② 쉼터
18조	(취업의 제한) ① 감염인은 제8조 제1항에 따라 그 종사자가 (①)을 받아야 하는 업소에 종사할 수 없다. ② 제8조제1항에 따른 업소를 경영하는 자는 감염인 또는 검진을 받지 아니한 사람을 그 업소에 종사하게 하여서는 아니 된다.	① 정기검진
19조	(전파매개행위의 금지) 감염인은 혈액 또는 체액을 통하여 다른 사람에게 전파매개행위를 하여서는 아니 된다. 이 때 벌칙 (①)	① 3년 이하의 징역
20조	(부양가족의 보호) (①)은 감염인 중 그 부양가족의 생계유지가 곤란하다고 인정할 때에는 대통령령으로 정하는 바에 따라 그 부양가족의 생활보호에 필요한 조치를 하여야 한다.	① 특별자치시장 · 특별 자치도지사 · 시장 · 군수 또는 구청장

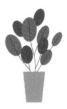

조	법문내용	정답
1조	**(목적)** 이 법은 국민의 (①) · (②)에 대한 예방 · 진단 · 치료 · 재활과 (③) · (④) 및 (⑤)에 대하여 보험급여를 실시함으로써 국민보건 향상과 사회보장 증진에 이바지함을 목적으로 한다.	① 질병 ② 부상 ③ 출산 ④ 사망 ⑤ 건강증진
2조	**(관장)** 이 법에 따른 건강보험사업은 (①)이 맡아 주관한다.	① 보건복지부장관
3조	**(정의)** 이 법에서 사용하는 용어의 뜻은 다음과 같다. 　1. "(①)"란 직업의 종류와 관계없이 근로의 대가로 보수를 받아 생활하는 사람(법인의 이사와 그 밖의 임원을 포함한다)으로서 공무원 및 교직원을 제외한 사람을 말한다. 　2. "사용자"란 다음 각 목의 어느 하나에 해당하는 자를 말한다. 　　가. 근로자가 소속되어 있는 사업장의 사업주 　　나. 공무원이 소속되어 있는 기관의 장으로서 대통령령으로 정하는 사람 　　다. 교직원이 소속되어 있는 사립학교(「사립학교교직원 연금법」 제3조에 규정된 사립학교를 말한다. 이하 이 조에서 같다)를 설립 · 운영하는 자 　3. "사업장"이란 사업소나 사무소를 말한다. 　4. "공무원"이란 국가나 지방자치단체에서 상시 공무에 종사하는 사람을 말한다. 　5. "(②)"이란 사립학교나 사립학교의 경영기관에서 근무하는 교원과 직원을 말한다.	① 근로자 ② 교직원
4조	**(건강보험정책심의위원회)** ① 건강보험정책에 관한 다음 각 호의 사항을 심의 · 의결하기 위하여 (①) 소속으로 건강보험정책심의위원회를 둔다. 〈개정 2024. 2. 6.〉 　1. 제3조의2 제1항 및 제3항에 따른 종합계획 및 시행계획에 관한 사항(의결은 제외한다) 　2. 제41조 제3항에 따른 요양급여의 기준 　3. 제45조 제3항 및 제46조에 따른 요양급여비용에 관한 사항 　4. 제73조 제1항에 따른 직장가입자의 보험료율 　5. 제73조 제3항에 따른 지역가입자의 보험료율과 (②) 　<u>5의2. 보험료 부과 관련 제도 개선에 관한 다음 각 목의 사항(의결은 제외한다)</u> 　　가. <u>건강보험 가입자(이하 "가입자"라 한다)의 소득 파악 실태에 관한 조사 및 연구에 관한 사항</u>	① 보건복지부장관 ② 재산보험료 부과 점수당 금액

조	법문내용	정답

	나. 가입자의 소득 파악 및 소득에 대한 보험료 부과 강화를 위한 개선 방안에 관한 사항
	   다. 그 밖에 보험료 부과와 관련된 제도 개선 사항으로서 심의위원회 위원장이 회의에 부치는 사항
	 6. 그 밖에 건강보험에 관한 주요 사항으로서 대통령령으로 정하는 사항
	⑥ 보건복지부장관은 심의위원회가 제1항 제5호의2에 따라 심의한 사항을 (③)에 보고하여야 한다. 〈신설 2024. 1. 9.〉
	
	시행령 제3조(심의위원회의 심의 · 의결사항)
	  법 제4조 제1항 제6호에서 "대통령령으로 정하는 사항"이란 다음 각 호의 사항을 말한다. 〈개정 2024. 1. 2.〉
	  1. 제21조 제2항에 따른 요양급여 각 항목에 대한 상대가치점수
	  2. 제22조에 따른 약제 · 치료재료별 요양급여비용의 상한
	  3. 그 밖에 제23조에 따른 부가급여에 관한 사항 등 건강보험에 관한 주요사항으로서 법 제4조에 따른 건강보험정책심의위원회의 위원장이 회의에 부치는 사항
		③ 국회

5조	(적용 대상 등)
	① 국내에 거주하는 국민은 건강보험의 가입자 또는 피부양자가 된다. 다만, 다음 각 호의 어느 하나에 해당하는 사람은 제외한다.
	  1. 「의료급여법」에 따라 의료급여를 받는 사람(이하 "수급권자"라 한다)
	  2. 「독립유공자예우에 관한 법률」 및 「국가유공자 등 예우 및 지원에 관한 법률」에 따라 의료보호를 받는 사람(이하 "유공자등 의료보호대상자"라 한다). 다만, 다음 각 목의 어느 하나에 해당하는 사람은 가입자 또는 피부양자가 된다.
	   가. 유공자등 의료보호대상자 중 건강보험의 적용을 보험자에게 신청한 사람
	   나. 건강보험을 적용받고 있던 사람이 유공자등 의료보호대상자로 되었으나 건강보험의 적용배제신청을 보험자에게 하지 아니한 사람
	② 제1항의 피부양자는 다음 각 호의 어느 하나에 해당하는 사람 중 (①)에게 주로 생계를 의존하는 사람으로서 소득 및 재산이 보건복지부령으로 정하는 기준 이하에 해당하는 사람을 말한다.★
	  1. 직장가입자의 배우자
	  2. 직장가입자의 직계존속(배우자의 직계존속을 포함한다)
	  3. 직장가입자의 (②)(배우자의 직계비속을 포함한다)과 그 배우자
	  4. 직장가입자의 (③)
		① 직장가입자
		② 직계비속
		③ 형제 · 자매

6조	(가입자의 종류)
	① 가입자는 직장가입자와 (①)로 구분한다.
	② 모든 사업장의 근로자 및 사용자와 공무원 및 교직원은 직장가입자가 된다. 다만, 다음 각 호의 어느 하나에 해당하는 사람은 제외한다.
	  1. 고용 기간이 1개월 미만인 일용근로자
	  2. 「병역법」에 따른 현역병(지원에 의하지 아니하고 임용된 하사를 포함한다), 전환복무된 사람 및 군간부후보생
		① 지역가입자

조	법문내용	정답
	3. 선거에 당선되어 취임하는 공무원으로서 매월 보수 또는 보수에 준하는 급료를 받지 아니하는 사람 4. 그 밖에 사업장의 특성, 고용 형태 및 사업의 종류 등을 고려하여 대통령령으로 정하는 사업장의 근로자 및 사용자와 공무원 및 교직원 ③ (❷)는 직장가입자와 그 피부양자를 제외한 가입자를 말한다. ④ 삭제 〈2018. 12. 11.〉	❷ 지역가입자
8조 ★	(자격의 취득 시기 등) ① 가입자는 (❶)에 직장가입자 또는 지역가입자의 자격을 얻는다. 다만, 다음 각 호의 어느 하나에 해당하는 사람은 그 해당되는 날에 각각 자격을 얻는다. 　1. 수급권자이었던 사람은 그 대상자에서 제외된 날 　2. 직장가입자의 피부양자이었던 사람은 그 자격을 잃은 날 　3. 유공자등 의료보호대상자이었던 사람은 그 대상자에서 제외된 날 　4. 제5조 제1항 제2호 가목에 따라 보험자에게 건강보험의 적용을 신청한 유공자등 의료보호대상자는 그 신청한 날 ② 제1항에 따라 자격을 얻은 경우 그 직장가입자의 사용자 및 지역가입자의 세대주는 그 명세를 보건복지부령으로 정하는 바에 따라 자격을 취득한 날부터 (❷)일 이내에 보험자에게 신고하여야 한다.	❶ 국내에 　거주하게 된 날 ❷ 14
10조	(자격의 상실 시기 등) ① 가입자는 다음 각 호의 어느 하나에 해당하게 된 날에 그 자격을 잃는다. 　1. 사망한 날의 (❶) 　2. 국적을 잃은 날의 (❷) 　3. 국내에 거주하지 아니하게 된 날의 (❸) 　4. 직장가입자의 피부양자가 (❹) 　5. 수급권자가 된 날 　6. 건강보험을 적용받고 있던 사람이 유공자등 의료보호대상자가 되어 건강보험의 적용배제신청을 한 날 ② 제1항에 따라 자격을 잃은 경우 직장가입자의 사용자와 지역가입자의 세대주는 그 명세를 보건복지부령으로 정하는 바에 따라 자격을 잃은 날부터 14일 이내에 보험자에게 신고하여야 한다.	❶ 다음 날 ❷ 다음 날 ❸ 다음 날 ❹ 된 날
13조	(보험자) 건강보험의 보험자는 (❶)으로 한다.	❶ 국민건강보험공단
14조 ★	(업무 등) ① 공단은 다음 각 호의 업무를 관장한다. 　1. 가입자 및 피부양자의 자격 관리 　2. 보험료와 그 밖에 이 법에 따른 징수금의 부과 · 징수 　3. 보험급여의 관리 　4. 가입자 및 피부양자의 질병의 조기발견 · 예방 및 건강관리를 위하여 요양급여 실시 현황과 건강검진 결과 등을 활용하여 실시하는 예방사업으로서 대통령령으로 정하는 사업	

조	법문내용	정답
	시행령 제9조의 2(공단의 업무) 법 제14조 제1항 제4호에서 "대통령령으로 정하는 사업"이란 다음 각 호의 사업을 말한다. 1. 가입자 및 피부양자의 건강관리를 위한 전자적 건강정보시스템의 구축 · 운영 2. 생애주기별 · 사업장별 · 직능별 건강관리 프로그램 또는 서비스의 개발 및 제공 3. 연령별 · 성별 · 직업별 주요 질환에 대한 정보 수집, 분석 · 연구 및 관리방안 제공 4. 고혈압 · 당뇨 등 주요 만성질환에 대한 정보 제공 및 건강관리 지원 5.「지역보건법」제2조 제1호에 따른 지역보건의료기관과의 연계 · 협력을 통한 지역별 건강관리 사업 지원 6. 그 밖에 제1호부터 제5호까지에 준하는 사업으로서 가입자 및 피부양자의 건강관리를 위하여 보건복지부장관이 특히 필요하다고 인정하는 사업 5. 보험급여 비용의 지급 6. 자산의 관리 · 운영 및 증식사업 7. 의료시설의 운영 8. 건강보험에 관한 교육훈련 및 홍보 9. 건강보험에 관한 조사연구 및 국제협력 10. 이 법에서 공단의 업무로 정하고 있는 사항 11.「국민연금법」,「고용보험 및 산업재해보상보험의 보험료징수 등에 관한 법률」,「임금채권보장법」및「석면피해구제법」(이하 "징수위탁근거법"이라 한다)에 따라 위탁받은 업무 12. 그 밖에 이 법 또는 다른 법령에 따라 위탁받은 업무 13. 그 밖에 건강보험과 관련하여 보건복지부장관이 필요하다고 인정한 업무	
41조	**(요양급여)** ① 가입자와 피부양자의 질병, 부상, 출산 등에 대하여 다음 각 호의 요양급여를 실시한다. 1. 진찰 · 검사 2. 약제(藥劑) · 치료재료의 지급 3. 처치 · 수술 및 그 밖의 치료 4. 예방 · 재활 5. (①) 6. (②) 7. 이송(移送)	① 입원 ② 간호
41조의 4	**(선별급여)** ① 요양급여를 결정함에 있어 경제성 또는 치료효과성 등이 불확실하여 그 검증을 위하여 추가적인 근거가 필요하거나, 경제성이 낮아도 가입자와 피부양자의 건강회복에 잠재적 이득이 있는 등 대통령령으로 정하는 경우에는 예비적인 요양급여인 (①)로 지정하여 실시할 수 있다.	① 선별급여

조	법문내용	정답
42조	**(요양기관)** ① 요양급여(간호와 이송은 제외한다)는 다음 각 호의 요양기관에서 실시한다. 이 경우 보건복지부장관은 공익이나 국가정책에 비추어 요양기관으로 적합하지 아니한 대통령령으로 정하는 의료기관 등은 요양기관에서 제외할 수 있다. 〈개정 2018. 3. 27.〉 　1. 「의료법」에 따라 개설된 (①) 　2. 「약사법」에 따라 등록된 (②) 　3. 「약사법」 제91조에 따라 설립된 한국희귀·필수의약품센터 　4. 「지역보건법」에 따른 (③) 　5. 「농어촌 등 보건의료를 위한 특별조치법」에 따라 설치된 (④) **시행령 제18조(요양기관에서 제외되는 의료기관 등)** 　① 법 제42조 제1항 각 호 외의 부분 후단에서 "대통령령으로 정하는 의료기관 등"이란 다음 각 호의 의료기관 또는 약국을 말한다. 〈개정 2017. 3. 20.〉 　1. 「의료법」 제35조에 따라 개설된 (⑤) 　2. 「사회복지사업법」 제34조에 따른 사회복지시설에 수용된 사람의 진료를 주된 목적으로 개설된 의료기관 　3. 제19조 제1항에 따른 본인일부부담금을 받지 아니하거나 경감하여 받는 등의 방법으로 가입자나 피부양자를 유인(誘引)하는 행위 또는 이와 관련하여 과잉 진료행위를 하거나 부당하게 많은 진료비를 요구하는 행위를 하여 다음 각 목의 어느 하나에 해당하는 업무정지 처분 등을 받은 의료기관 　　가. 법 제98조에 따른 업무정지 또는 법 제99조에 따른 과징금 처분을 5년 동안 (⑥)회 이상 받은 의료기관 　　나. 「의료법」 제66조에 따른 면허자격정지 처분을 5년 동안 2회 이상 받은 의료인이 개설·운영하는 의료기관 　4. 법 제98조에 따른 업무정지 처분 절차가 진행 중이거나 업무정지 처분을 받은 요양기관의 개설자가 개설한 의료기관 또는 약국 　② 제1항 제1호 및 제2호에 따른 의료기관은 요양기관에서 제외되려면 보건복지부장관이 정하는 바에 따라 요양기관 제외신청을 하여야 한다. 　③ 의료기관 등이 요양기관에서 제외되는 기간은 제1항 제3호의 경우에는 (⑦)년 이하로 하고, 제1항 제4호의 경우에는 해당 업무정지기간이 끝나는 날까지로 한다.	① 의료기관 ② 약국 ③ 보건소·보건의료원 및 보건지소 ④ 보건진료소 ⑤ 부속 의료기관 ⑥ 2 ⑦ 1
44조	**(비용의 일부부담)** ① 요양급여를 받는 자는 대통령령으로 정하는 바에 따라 비용의 일부(이하 "본인일부부담금"이라 한다)를 본인이 부담한다. 이 경우 선별급여에 대해서는 다른 요양급여에 비하여 본인일부부담금을 상향 조정할 수 있다. ② 본인이 연간 부담하는 다음 각 호의 금액의 합계액이 대통령령으로 정하는 금액(이하 이 조에서 "본인부담상한액"이라 한다)을 초과한 경우에는 (①)이 그 초과 금액을 부담하여야 한다. 이 경우 (①)은 당사자에게 그 초과 금액을 통보하고, 이를 지급하여야 한다. 〈신설 2024. 2. 20.〉 　1. 본인일부부담금의 총액 　2. 제49조 제1항에 따른 요양이나 출산의 비용으로 부담한 금액(요양이나 출산의 비용으로 부담한 금액이 보건복지부장관이 정하여 고시한 금액보다 큰 경우에는 그 고시한 금액으로 한다)에서 같은 항에 따라 요양비로 지급받은 금액을 제외한 금액	① 공단

조	법문내용	정답
47조	**(요양급여비용의 청구와 지급 등)** ① 요양기관은 공단에 요양급여비용의 지급을 청구할 수 있다. 이 경우 제2항에 따른 요양급여비용에 대한 심사청구는 공단에 대한 요양급여비용의 청구로 본다. ② 제1항에 따라 요양급여비용을 청구하려는 요양기관은 (①)에 요양급여비용의 심사청구를 하여야 하며, 심사청구를 받은 심사평가원은 이를 심사한 후 지체 없이 그 내용을 공단과 요양기관에 알려야 한다. ③ 제2항 따라 심사 내용을 통보받은 공단은 지체 없이 그 내용에 따라 요양급여비용을 요양기관에 지급한다. 이 경우 이미 낸 본인일부부담금이 제2항에 따라 통보된 금액보다 더 많으면 요양기관에 지급할 금액에서 더 많이 낸 금액을 공제하여 해당 가입자에게 지급하여야 한다. ④ 공단은 제3항 전단에 따라 요양급여비용을 요양기관에 지급하는 경우 해당요양기관이 제77조 제1항 제1호에 따라 공단에 납부하여야 하는 보험료 또는 그 밖에 이 법에 따른 징수금을 체납한 때에는 요양급여비용에서 이를 공제하고 지급할 수 있다. 〈신설 2022. 12. 27.〉 ⑤ 공단은 제3항 후단에 따라 가입자에게 지급하여야 하는 금액을 그 가입자가 내야 하는 보험료와 그 밖에 이 법에 따른 징수금(이하 "보험료등"이라 한다)과 상계(相計)할 수 있다. 〈개정 2022. 12. 27.〉	① 심사평가원
49조 ★★	**(요양비)** ① 공단은 가입자나 피부양자가 보건복지부령으로 정하는 긴급하거나 그 밖의 부득이한 사유로 요양기관과 비슷한 기능을 하는 기관으로서 보건복지부령으로 정하는 기관(제98조 제1항에 따라 업무정지기간 중인 요양기관을 포함한다. 이하 "준요양기관"이라 한다)에서 질병·부상·출산 등에 대하여 요양을 받거나 요양기관이 아닌 장소에서 출산한 경우에는 그 요양급여에 상당하는 금액을 보건복지부령으로 정하는 바에 따라 가입자나 피부양자에게 (①)로 지급한다. **시행규칙 제23조(요양비)** ① 법 제49조 제1항에서 "보건복지부령으로 정하는 긴급하거나 그 밖의 부득이한 사유"란 다음 각 호의 어느 하나에 해당하는 경우를 말한다. 〈개정 2022. 10. 26.〉 1. 요양기관을 이용할 수 없거나 요양기관이 없는 경우 2. 만성신부전증 환자가 의사의 요양비 처방전(의사의 소견이나 처방기간 등을 적은 서류로서 보건복지부장관이 정하여 고시하는 서류를 말한다)에 따라 복막관류액 또는 자동복막투석에 사용되는 소모성 재료를 요양기관 외의 의약품판매업소에서 구입·사용한 경우 3. 산소치료를 필요로 하는 환자가 의사의 산소치료 요양비 처방전에 따라 보건복지부장관이 정하여 고시하는 방법으로 산소치료를 받는 경우 4. 당뇨병 환자가 의사의 요양비 처방전에 따라 혈당검사 또는 인슐린주사에 사용되는 소모성 재료나 당뇨병 관리기기를 요양기관 외의 의료기기판매업소에서 구입·사용한 경우 5. 신경인성 방광환자가 의사의 요양비 처방전에 따라 자가도뇨에 사용되는 소모성 재료를 요양기관 외의 의료기기판매업소에서 구입·사용한 경우 6. 보건복지부장관이 정하여 고시하는 질환이 있는 사람으로서 인공호흡기 또는 기침유발기를 필요로 하는 환자가 의사의 요양비 처방전에 따라 인공호흡기 또는 기침유발기를 대여받아 사용하는 경우 7. 수면무호흡증 환자가 의사의 요양비 처방전에 따라 양압기(수면 중 좁아진 기도에 지속적으로 공기를 불어 넣어 기도를 확보해 주는 기구를 말한다)를 대여 받아 사용하는 경우	① 요양비

조	법문내용	정답
50조 ★★	**(부가급여)** 공단은 이 법에서 정한 요양급여 외에 대통령령으로 정하는 바에 따라 (**①**), 장제비, 상병수당, 그 밖의 급여를 실시할 수 있다. 〈개정 2013. 5. 22.〉 시행령 제23조(부가급여) ① 법 제50조에 따른 부가급여는 임신 · 출산(유산 및 사산을 포함한다. 이하 같다) 진료비로 한다. ② 제1항에 따른 임신 · 출산 진료비 지원 대상은 다음 각 호와 같다. 1. 임신 · 출산한 가입자 또는 피부양자 2. (**②**)세 미만인 가입자 또는 피부양자의 법정대리인(출산한 가입자 또는 피부양자가 사망한 경우에 한정한다) ③ 공단은 제2항 각 호의 어느 하나에 해당하는 사람에게 다음 각 호의 구분에 따른 비용을 결제할 수 있는 임신 · 출산 진료비 이용권(이하 "이용권"이라 한다)을 발급할 수 있다. 1. 임신 · 출산한 가입자 또는 피부양자의 진료에 드는 비용 2. 임신 · 출산한 가입자 또는 피부양자의 약제 · 치료재료의 구입에 드는 비용 3. 2세 미만 영유아의 진료에 드는 비용 4. 2세 미만 영유아에게 처방된 약제 · 치료재료의 구입에 드는 비용 ④ 이용권을 발급받으려는 사람(이하 이 조에서 "신청인"이라 한다)은 보건복지령으로 정하는 발급 신청서에 제2항 각 호의 어느 하나에 해당한다는 사실을 확인할 수 있는 증명서를 첨부해 공단에 제출해야 한다. ⑤ 제4항에 따라 이용권 발급 신청을 받은 공단은 신청인이 제2항 각 호의 어느 하나에 해당하는지를 확인한 후 신청인에게 이용권을 발급해야 한다. ⑥ 이용권을 사용할 수 있는 기간은 제5항에 따라 이용권을 발급받은 날부터 다음 각 호의 구분에 따른 날까지로 한다. 1. 임신 · 출산한 가입자 또는 피부양자: 출산일(유산 및 사산의 경우 그 해당일)부터 (**③**)년이 되는 날 2. 2세 미만 영유아의 법정대리인: 2세 미만 영유아의 출생일부터 2년이 되는 날 ⑦ 이용권으로 결제할 수 있는 금액의 상한은 다음 각 호의 구분에 따른다. 다만, 보건복지부장관이 필요하다고 인정하여 고시하는 경우에는 다음 각 호의 상한을 초과하여 결제할 수 있다. 1. 하나의 태아를 임신 · 출산한 경우: (**④**)만원 2. 둘 이상의 태아를 임신 · 출산한 경우: (**⑤**)만원	① 임신 · 출산 진료비 ② 2 ③ 2 ④ 100 ⑤ 140
52조	**(건강검진)** ① 공단은 가입자와 피부양자에 대하여 질병의 조기 발견과 그에 따른 요양급여를 하기 위하여 건강검진을 실시한다. ② 제1항에 따른 건강검진의 종류 및 대상은 다음 각 호와 같다. 〈신설 2018. 12. 11.〉 1. 일반건강검진: 직장가입자, 세대주인 지역가입자, (**①**)세 이상인 지역가입자 및 (**①**)세 이상인 피부양자 2. 암검진: 「암관리법」 제11조 제2항에 따른 암의 종류별 검진주기와 연령 기준 등에 해당하는 사람 3. 영유아건강검진: (**②**)세 미만의 가입자 및 피부양자	① 20 ② 6

조	법문내용	정답
53조 ★	**(급여의 제한)** ① 공단은 보험급여를 받을 수 있는 사람이 다음 각 호의 어느 하나에 해당하면 보험급여를 하지 아니한다. 　1. 고의 또는 중대한 과실로 인한 범죄행위에 그 원인이 있거나 고의로 사고를 일으킨 경우 　2. 고의 또는 중대한 과실로 공단이나 요양기관의 요양에 관한 지시에 따르지 아니한 경우 　3. 고의 또는 중대한 과실로 제55조에 따른 문서와 그 밖의 물건의 제출을 거부하거나 질문 또는 진단을 기피한 경우 　4. 업무 또는 공무로 생긴 질병·부상·재해로 다른 법령에 따른 보험급여나 보상(報償) 또는 보상(補償)을 받게 되는 경우 ③ 공단은 가입자가 대통령령으로 정하는 기간 이상 다음 각 호의 보험료를 체납한 경우 그 체납한 보험료를 완납할 때까지 그 가입자 및 피부양자에 대하여 보험급여를 실시하지 아니할 수 있다. 다만, 월별 보험료의 총체납횟수(이미 납부된 체납보험료는 총체납횟수에서 제외하며, 보험료의 체납기간은 고려하지 아니한다)가 대통령령으로 정하는 횟수 미만이거나 가입자 및 피부양자의 소득·재산 등이 대통령령으로 정하는 기준 미만인 경우에는 그러하지 아니하다. 〈개정 2024. 2. 6.〉 　1. 제69조 제4항 제2호에 따른 <u>보수 외 소득월액보험료</u> 　2. 제69조 제5항에 따른 세대단위의 보험료 　**시행령 제26조(급여의 제한)** 　① 법 제53조 제3항 각 호 외의 부분 본문에서 "대통령령으로 정하는 기간"이란 (**①**)개월을 말한다. 　② 법 제53조 제3항 각 호 외의 부분 단서에서 "대통령령으로 정하는 횟수"란 (**②**)회를 말한다.	① 1 ② 6
54조	**(급여의 정지)** 보험급여를 받을 수 있는 사람이 다음 각 호의 어느 하나에 해당하면 그 기간에는 보험급여를 하지 아니한다. 다만, 제3호 및 제4호의 경우에는 제60조에 따른 요양급여를 실시한다. 　1. 삭제 　2. (**①**) 　3. 「병역법」에 따른 (**②**)(지원에 의하지 아니하고 임용된 하사를 포함한다), 전환복무된 사람 및 군간부후보생 　4. 교도소, 그 밖에 이에 준하는 시설에 수용되어 있는 경우	① 국외에 체류하는 경우 ② 현역병
58조	**(①)** ① 공단은 제3자의 행위로 보험급여사유가 생겨 가입자 또는 피부양자에게 보험급여를 한 경우에는 그 급여에 들어간 비용 한도에서 그 제3자에게 손해배상을 청구할 권리를 얻는다. ② 제1항에 따라 보험급여를 받은 사람이 제3자로부터 이미 손해배상을 받은 경우에는 공단은 그 배상액 한도에서 보험급여를 하지 아니한다.	① 구상권
62조	(설립) 요양급여비용을 심사하고 요양급여의 적정성을 평가하기 위하여 (①)을 설립한다.	① 건강보험심사평가원

조	법문내용	정답
63조 ★	**(업무 등)** ① 심사평가원은 다음 각 호의 업무를 관장한다. 　1. 요양급여비용의 (①) 　2. 요양급여의 적정성 (②) 　3. 심사기준 및 평가기준의 개발 　4. 제1호부터 제3호까지의 규정에 따른 업무와 관련된 조사연구 및 국제협력 　5. 다른 법률에 따라 지급되는 급여비용의 심사 또는 의료의 적정성 평가에 관하여 위탁받은 업무 　6. 그 밖에 이 법 또는 다른 법령에 따라 위탁받은 업무 　7. 건강보험과 관련하여 보건복지부장관이 필요하다고 인정한 업무 　8. 그 밖에 보험급여 비용의 심사와 보험급여의 적정성 평가와 관련하여 대통령령으로 정하는 업무	① 심사 ② 평가
69조	**(보험료)** ① 공단은 건강보험사업에 드는 비용에 충당하기 위하여 제77조에 따른 보험료의 납부의무자로부터 (①)를 징수한다. ② 제1항에 따른 보험료는 가입자의 자격을 취득한 날이 속하는 달의 다음 달부터 가입자의 자격을 잃은 날의 전날이 속하는 달까지 징수한다. 다만, 가입자의 자격을 매월 1일에 취득한 경우 또는 제5조 제1항 제2호 가목에 따른 건강보험 적용 신청으로 가입자의 자격을 취득하는 경우에는 그 달부터 징수한다. ③ 제1항 및 제2항에 따라 보험료를 징수할 때 가입자의 자격이 변동된 경우에는 변동된 날이 속하는 달의 보험료는 변동되기 전의 자격을 기준으로 징수한다. 다만, 가입자의 자격이 매월 1일에 변동된 경우에는 변동된 자격을 기준으로 징수한다. ④ 직장가입자의 월별 보험료액은 다음 각 호에 따라 산정한 금액으로 한다. 〈개정 2024. 2. 6.〉 　1. 보수월액보험료 : 제70조에 따라 산정한 (②)에 제73조 제1항 또는 제2항에 따른 보험료율을 곱하여 얻은 금액 　2. 보수 외 소득월액보험료 : 제71조 제1항에 따라 산정한 보수 외 소득월액에 제73조 제1항 또는 제2항에 따른 (③)을 곱하여 얻은 금액 ⑤ 지역가입자의 월별 보험료액은 다음 각 호의 구분에 따라 산정한 금액을 합산한 금액으로 한다. 이 경우 보험료액은 세대 단위로 산정한다. 〈개정 2024. 2. 6.〉 　1. 소득 : 제71조 제2항에 따라 산정한 지역가입자의 (④)에 제73조 제3항에 따른 보험료율을 곱하여 얻은 금액 　2. 재산 : 제72조에 따라 산정한 (⑤)에 제73조 제3항에 따른 (⑥)을 곱하여 얻은 금액 **시행령 제32조(월별 보험료액의 상한과 하한)** 　법 제69조 제6항에 따른 월별 보험료액의 상한 및 하한은 다음 각 호의 구분에 따른다. 〈개정 2024. 5. 7.〉 　1. 월별 보험료액의 상한은 다음 각 목과 같다. 　　가. 직장가입자의 보수월액보험료 : 보험료가 부과되는 연도의 전전년도 직장가입자 평균 보수월액보험료의 30배에 해당하는 금액을 고려하여 보건복지부장관이 정하여 고시하는 금액	① 보험료 ② 보수월액 ③ 보험료율 ④ 소득월액 ⑤ 재산보험료 부과점수 ⑥ 재산보험료 부과점수 당 금액

조	법문내용	정답
	나. 직장가입자의 보수외 소득월액보험료 및 지역가입자의 월별 보험료액 : 보험료가 부과되는 연도의 전전년도 평균 보수월액보험료의 15배에 해당하는 금액을 고려하여 보건복지부장관이 정하여 고시하는 금액 2. 월별 보험료액의 하한은 다음 각 목과 같다. 　가. 직장가입자의 보수월액보험료 : 보험료가 부과되는 연도의 전전년도 평균 보수월액보험료의 (⑦)의 범위에서 보건복지부장관이 정하여 고시하는 금액 　나. 지역가입자의 월별 보험료액 : 가목에 따른 보수월액보험료의 100분의 90 이상 100분의 100 이하의 범위에서 보건복지부장관이 정하여 고시하는 금액	⑦ 1천분의 50 이상 1천분의 85 미만
74조	(보험료의 면제) ① 공단은 직장가입자가 제54조 제2호부터 제4호(국외에 체류하는 경우, 현역병이 된 경우, 교도소, 그 밖에 이에 준하는 시설에 수용되어 있는 경우)까지의 어느 하나에 해당하는 경우(국외에 체류하는 경우에는 (①)개월 이상의 기간으로서 대통령령으로 정하는 기간 이상 국외에 체류하는 경우에 한정한다. 이하 이 조에서 같다) 그 가입자의 보험료를 면제한다. 다만, 제54조 제2호에 해당하는 직장가입자의 경우에는 국내에 거주하는 피부양자가 없을 때에만 보험료를 면제한다.	① 1
75조	(보험료의 경감 등) ① 다음 각 호의 어느 하나에 해당하는 가입자 중 보건복지부령으로 정하는 가입자에 대하여는 그 가입자 또는 그 가입자가 속한 세대의 보험료의 일부를 경감할 수 있다. 　1. 섬·벽지(僻地)·농어촌 등 대통령령으로 정하는 지역에 거주하는 사람 　2. (①) 　3. 「장애인복지법」에 따라 등록한 장애인 　4. 「국가유공자 등 예우 및 지원에 관한 법률」 제4조 제1항 제4호, 제6호, 제12호, 제15호 및 제17호에 따른 국가유공자 　5. 휴직자 　6. 그 밖에 생활이 어렵거나 천재지변 등의 사유로 보험료를 경감할 필요가 있다고 보건복지부장관이 정하여 고시하는 사람	① 65세 이상인 사람
76조	(보험료의 부담) ① 직장가입자의 보수월액보험료는 직장가입자와 다음 각 호의 구분에 따른 자가 각각 보험료액의 (①)씩 부담한다. 다만, 직장가입자가 교직원으로서 사립학교에 근무하는 교원이면 보험료액은 그 직장가입자가 100분의 50을, 사립학교 사용자가 (②)을, 국가가 (③)을 각각 부담한다. 〈개정 2014. 1. 1.〉 　1. 직장가입자가 근로자인 경우에는 제3조 제2호 가목에 해당하는 사업주 　2. 직장가입자가 공무원인 경우에는 그 공무원이 소속되어 있는 국가 또는 지방자치단체 　3. 직장가입자가 교직원(사립학교에 근무하는 교원은 제외한다)인 경우에는 제3조 제2호 다목에 해당하는 사용자 ② 직장가입자의 보수 외 소득월액보험료는 직장가입자가 부담한다. 〈개정 2024. 2. 6.〉 ③ 지역가입자의 보험료는 그 가입자가 속한 세대의 지역가입자 전원이 연대하여 부담한다.	① 100분의 50 ② 100분의 30 ③ 100분의 20

조	법문내용	정답
78조	**(보험료의 납부기한)** ① 제77조 제1항 및 제2항에 따라 보험료 납부의무가 있는 자는 가입자에 대한 그 달의 보험료를 그 다음 달(①)일까지 납부하여야 한다. 다만, 직장가입자의 보수 외 소득월액보험료 및 지역가입자의 보험료는 보건복지부령으로 정하는 바에 따라 분기별로 납부할 수 있다. 〈개정 2024. 2. 6.〉 ② 공단은 제1항에도 불구하고 납입 고지의 송달 지연 등 보건복지부령으로 정하는 사유가 있는 경우 납부의무자의 신청에 따라 제1항에 따른 납부기한부터 1개월의 범위에서 납부기한을 연장할 수 있다. 이 경우 납부기한 연장을 신청하는 방법, 절차 등에 필요한 사항은 보건복지부령으로 정한다. 〈신설 2013. 5. 22.〉	① 10

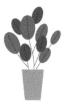

08 | 국민건강증진법

조	법문내용	정답
1조	**(목적)** 이 법은 국민에게 건강에 대한 (①)와 (②)을 함양하도록 건강에 관한 바른 지식을 보급하고 스스로 건강생활을 실천할 수 있는 여건을 조성함으로써 국민의 건강을 증진함을 목적으로 한다.	① 가치 ② 책임의식
2조	**(정의)** 이 법에서 사용하는 용어의 정의는 다음과 같다. 　1. "국민건강증진사업"이라 함은 (①), 질병예방, 영양개선, 신체활동장려, (②) 및 건강생활의 실천 등을 통하여 국민의 건강을 증진시키는 사업을 말한다. 　2. "(③)"이라 함은 개인 또는 집단으로 하여금 건강에 유익한 행위를 자발적으로 수행하도록 하는 교육을 말한다. 　3. "영양개선"이라 함은 개인 또는 집단이 균형된 식생활을 통하여 건강을 개선시키는 것을 말한다. 　4. "(④)"란 개인 또는 집단이 일상생활 중 신체의 근육을 활용하여 에너지를 소비하는 모든 활동을 자발적으로 적극 수행하도록 장려하는 것을 말한다. 　5. "건강관리"란 개인 또는 집단이 건강에 유익한 행위를 지속적으로 수행함으로써 건강한 상태를 유지하는 것을 말한다. 　6. "건강친화제도"란 근로자의 건강증진을 위하여 직장 내 문화 및 환경을 건강친화적으로 조성하고, 근로자가 자신의 건강관리를 적극적으로 수행할 수 있도록 교육, 상담 프로그램 등을 지원하는 것을 말한다.	① 보건교육 ② 건강관리 ③ 보건교육 ④ 신체활동장려
3조의 2	**(보건의 날)** ① 보건에 대한 국민의 이해와 관심을 높이기 위하여 매년 (①)을 보건의 날로 정하며, 보건의 날부터 1주간을 건강주간으로 한다. ② 국가와 지방자치단체는 보건의 날의 취지에 맞는 행사 등 사업을 시행하도록 노력하여야 한다.	① 4월 7일
4조	**(국민건강증진종합계획의 수립)** ① (①)은 제5조의 규정에 따른 국민건강증진정책심의위원회의 심의를 거쳐 국민건강증진종합계획(이하 "종합계획"이라 한다)을 (②)년마다 수립하여야 한다. 이 경우 미리 관계중앙행정기관의 장과 협의를 거쳐야 한다.	① 보건복지부장관 ② 5

조	법문내용	정답
	② 종합계획에 포함되어야 할 사항은 다음과 같다. 　1. 국민건강증진의 기본목표 및 추진방향 　2. 국민건강증진을 위한 주요 추진과제 및 추진방법 　3. 국민건강증진에 관한 인력의 관리 및 소요재원의 조달방안 　4. 제22조의 규정에 따른 국민건강증진기금의 운용방안 　4의2. 아동·여성·노인·장애인 등 건강취약 집단이나 계층에 대한 건강증진 지원방안 　5. 국민건강증진 관련 통계 및 정보의 관리 방안 　6. 그 밖에 국민건강증진을 위하여 필요한 사항	
4조의 2	(실행계획의 수립 등) ① 보건복지부장관, 관계중앙행정기관의 장, 특별시장·광역시장·특별자치시장·도지사·특별자치도지사(이하 "시·도지사"라 한다) 및 시장·군수·구청장(자치구의 구청장에 한한다. 이하 같다)은 종합계획을 기초로 하여 소관 주요시책의 실행계획(이하 "실행계획"이라 한다)을 (①)년 수립·시행하여야 한다. ② 국가는 실행계획의 시행에 필요한 비용의 전부 또는 일부를 지방자치단체에 보조할 수 있다.	① 매
6조	(건강친화 환경 조성 및 건강생활의 지원 등) ① 국가 및 지방자치단체는 건강친화 환경을 조성하고, 국민이 건강생활을 실천할 수 있도록 지원하여야 한다. ② (①)는 혼인과 가정생활을 보호하기 위하여 혼인전에 혼인 당사자의 건강을 확인하도록 권장하여야 한다. ③ 제2항의 규정에 의한 건강확인의 내용 및 절차에 관하여 필요한 사항은 보건복지부령으로 정한다.	① 국가
6조의 5	(건강도시의 조성 등) ① 국가와 지방자치단체는 지역사회 구성원들의 건강을 실현하도록 시민의 건강을 증진하고 도시의 물리적·사회적 환경을 지속적으로 조성·개선하는 도시(이하 "건강도시"라 한다)를 이루도록 노력하여야 한다. ② (①)은 지방자치단체가 건강도시를 구현할 수 있도록 <u>건강도시지표를 작성하여 보급하여야 한다.</u> [본조신설 2021. 12. 21.]	① 보건복지부장관
7조	(광고의 금지 등) ① (①)는 국민건강의식을 잘못 이끄는 광고를 한 자에 대하여 그 내용의 변경 등 시정을 요구하거나 금지를 명할 수 있다. 〈개정 2024. 1. 30.〉 ② 제1항에 따라 (①)가 광고내용의 변경 또는 광고의 금지를 명할 수 있는 광고는 다음 각 호와 같다. 〈신설 2024. 1. 30.〉 　1. 삭제 　2. 의학 또는 과학적으로 검증되지 아니한 건강비법 또는 심령술의 광고 　3. 그 밖에 건강에 관한 잘못된 정보를 전하는 광고로서 대통령령이 정하는 광고 [시행일 : 2025. 7. 31.] 제7조	① 보건복지부장관 또는 시·도지사

조	법문내용	정답
8조	**(금연 및 절주운동등)** ① 국가 및 지방자치단체는 국민에게 담배의 직접흡연 또는 간접흡연과 과다한 음주가 국민건강에 해롭다는 것을 교육·홍보하여야 한다. ④「주류 면허 등에 관한 법률」에 의하여 주류제조의 면허를 받은 자 또는 주류를 수입하여 판매하는 자는 대통령령이 정하는 주류의 판매용 용기에 과다한 음주는 건강에 해롭다는 내용과 임신 중 음주는 태아의 건강을 해칠 수 있다는 내용의 경고문구를 표기하여야 한다. **시행령 제13조(경고문구의 표기대상 주류)** 법 제8조 제4항에 따라 그 판매용 용기에 과다한 음주는 건강에 해롭다는 내용의 경고문구를 표기해야 하는 주류는 국내에 판매되는 「주세법」에 따른 주류 중 알코올분 (①)도 이상의 음료를 말한다.	① 1
8조의 3	**(절주문화 조성 및 알코올 남용·의존 관리)** ① 국가 및 지방자치단체는 절주문화 조성 및 알코올 남용·의존의 예방 및 치료를 위하여 노력하여야 하며, 이를 위한 조사·연구 또는 사업을 추진할 수 있다. ② 삭제 〈2024. 1. 9.〉 ③ (①)은 (②)년마다 「정신건강증진 및 정신질환자 복지서비스 지원에 관한 법률」 제10조에 따른 실태조사와 연계하여 알코올 남용·의존 실태조사를 실시하여야 한다. [본조신설 2020. 12. 29.] [시행일 : 2024. 7. 10.] 제8조의3	① 보건복지부장관 ② 5
8조의 4	**(금주구역 지정)** ① (①)는 음주폐해 예방과 주민의 건강증진을 위하여 필요하다고 인정하는 경우 조례로 다수인이 모이거나 오고가는 관할구역 안의 일정한 장소를 금주구역으로 지정할 수 있다. ② 제1항에 따라 지정된 금주구역에서는 음주를 하여서는 아니 된다. ③ 특별자치시장·특별자치도지사·시장·군수·구청장은 제1항에 따라 지정된 금주구역을 알리는 안내표지를 설치하여야 한다. 이 경우 금주구역 안내표지의 설치 방법 등에 필요한 사항은 보건복지부령으로 정한다.	① 지방자치단체
9조	**(금연을 위한 조치)** ② 담배사업법에 의한 지정소매인 기타 담배를 판매하는 자는 (①)이 정하는 장소외에서 담배자동판매기를 설치하여 담배를 판매하여서는 아니된다. **시행령 제15조(담배자동판매기의 설치장소)** ① 법 제9조 제2항에 따라 담배자동판매기의 설치가 허용되는 장소는 다음 각 호와 같다. 〈개정 2012. 12. 7.〉 1. 미성년자등을 보호하는 법령에서 19세 미만의 자의 출입이 금지되어 있는 장소 2. 지정소매인 기타 담배를 판매하는 자가 운영하는 점포 및 영업장의 내부 3. 법 제9조 제4항 각 호 외의 부분 후단에 따라 공중이 이용하는 시설 중 흡연자를 위해 설치한 흡연실. 다만, 담배자동판매기를 설치하는 자가 19세 미만의 자에게 담배자동판매기를 이용하지 못하게 할 수 있는 흡연실로 한정한다.	① 대통령령

조	법문내용	정답

③ 제2항의 규정에 따라 대통령령이 정하는 장소에 담배자동판매기를 설치하여 담배를 판매하는 자는 보건복지부령이 정하는 바에 따라 (❷)를 부착하여야 한다.

> **시행규칙 제5조의 2(성인인증장치)**
> 법 제9조 제3항의 규정에 따라 담배자동판매기에 부착하여야 하는 성인인증장치는 다음 각호의 1에 해당하는 장치로 한다.
> 1. 담배자동판매기 이용자의 신분증(주민등록증 또는 운전면허증에 한한다)을 인식하는 방법에 의하여 이용자가 성인임을 인증할 수 있는 장치
> 2. 담배자동판매기 이용자의 신용카드 · 직불카드 등 금융신용거래를 위한 장치를 이용하여 이용자가 성인임을 인증할 수 있는 장치
> 3. 그 밖에 이용자가 성인임을 인증할 수 있는 장치로서 보건복지부장관이 정하여 고시하는 장치

④ 다음 각 호의 공중이 이용하는 시설의 소유자 · 점유자 또는 관리자는 해당 시설의 전체를 금연구역으로 지정하고 금연구역을 알리는 표지를 설치하여야 한다. 이 경우 흡연자를 위한 흡연실을 설치할 수 있으며, 금연구역을 알리는 표지와 흡연실을 설치하는 기준 · 방법 등은 보건복지부령으로 정한다.
  1. 국회의 청사
  2. 정부 및 지방자치단체의 청사
  3. 「법원조직법」에 따른 법원과 그 소속 기관의 청사
  4. 「공공기관의 운영에 관한 법률」에 따른 공공기관의 청사
  5. 「지방공기업법」에 따른 지방공기업의 청사
  6. 「유아교육법」 · 「초 · 중등교육법」에 따른 학교[교사(校舍)와 (❸) 등 모든 구역을 포함한다]
  7. 「고등교육법」에 따른 학교의 교사
  8. 「의료법」에 따른 (❹), 「지역보건법」에 따른 (❺)
  9. 「영유아보육법」에 따른 어린이집
  10. 「청소년활동 진흥법」에 따른 청소년수련관, 청소년수련원, 청소년문화의집, 청소년특화시설, 청소년야영장, 유스호스텔, 청소년이용시설 등 청소년활동시설
  11. 「도서관법」에 따른 도서관
  12. 「어린이놀이시설 안전관리법」에 따른 어린이놀이시설
  13. 「학원의 설립 · 운영 및 과외교습에 관한 법률」에 따른 학원 중 (❻)과 연면적 1천 제곱미터 이상의 학원
  14. 공항 · 여객부두 · 철도역 · 여객자동차터미널 등 교통 관련 시설의 대기실 · 승강장, 지하보도 및 16인승 이상의 교통수단으로서 여객 또는 화물을 유상으로 운송하는 것
  15. 「자동차관리법」에 따른 어린이운송용 승합자동차
  16. 연면적 1천제곱미터 이상의 사무용건축물, 공장 및 복합용도의 건축물
  17. 「공연법」에 따른 공연장으로서 객석 수 (❼)석 이상의 공연장
  18. 「유통산업발전법」에 따라 개설등록된 대규모점포와 같은 법에 따른 상점 중 지하도에 있는 상점가
  19. 「관광진흥법」에 따른 관광숙박업소

정답:
❷ 성인인증장치
❸ 운동장
❹ 의료기관
❺ 보건소 · 보건의료원 · 보건지소
❻ 학교교과교습학원
❼ 300

조	법문내용	정답

	20. 「체육시설의 설치·이용에 관한 법률」에 따른 체육시설로서 1천명 이상의 관객을 수용할 수 있는 체육시설과 같은 법 제10조에 따른 체육시설업에 해당하는 체육시설로서 실내에 설치된 체육시설
	21. 「사회복지사업법」에 따른 사회복지시설
	22. 「공중위생관리법」에 따른 목욕장
	23. 「게임산업진흥에 관한 법률」에 따른 청소년게임제공업소, 일반게임제공업소, 인터넷컴퓨터게임시설제공업소 및 복합유통게임제공업소
	24. 「식품위생법」에 따른 식품접객업 중 영업장의 넓이가 보건복지부령으로 정하는 넓이 이상인 휴게음식점영업소, 일반음식점영업소 및 제과점영업소와 같은 법에 따른 식품소분·판매업 중 보건복지부령으로 정하는 넓이 이상인 실내 휴게공간을 마련하여 운영하는 식품자동판매기 영업소
	25. 「청소년보호법」에 따른 (⑧)
	26. 그 밖에 보건복지부령으로 정하는 시설 또는 기관
	⑤ 특별자치시장·특별자치도지사·시장·군수·구청장은 「주택법」 제2조 제3호에 따른 공동주택의 거주 세대 중 2분의 1 이상이 그 공동주택의 복도, 계단, 엘리베이터 및 지하주차장의 전부 또는 일부를 금연구역으로 지정하여 줄 것을 신청하면 그 구역을 금연구역으로 지정하고, 금연구역임을 알리는 안내표지를 설치하여야 한다. 이 경우 금연구역 지정 절차 및 금연구역 안내표지 설치 방법 등은 보건복지부령으로 정한다.
	⑥ 특별자치시장·특별자치도지사·시장·군수·구청장은 흡연으로 인한 피해 방지와 주민의 건강 증진을 위하여 다음 각 호에 해당하는 장소를 금연구역으로 지정하고, 금연구역임을 알리는 안내표지를 설치하여야 한다. 이 경우 금연구역 안내표지 설치 방법 등에 필요한 사항은 보건복지부령으로 정한다. 〈개정 2023. 8. 16.〉
	  1. 「유아교육법」에 따른 유치원 시설의 경계선으로부터 (⑨)미터 이내의 구역(일반 공중의 통행·이용 등에 제공된 구역을 말한다)
	  2. 「영유아보육법」에 따른 어린이집 시설의 경계선으로부터 (⑨)미터 이내의 구역(일반 공중의 통행·이용 등에 제공된 구역을 말한다)
	  3. 「초·중등교육법」에 따른 학교 시설의 경계선으로부터 (⑨)미터 이내의 구역(일반 공중의 통행·이용 등에 제공된 구역을 말한다)
	⑦ 지방자치단체는 흡연으로 인한 피해 방지와 주민의 건강 증진을 위하여 필요하다고 인정하는 경우 조례로 다수인이 모이거나 오고가는 관할 구역 안의 일정한 장소를 금연구역으로 지정할 수 있다.
	⑧ 누구든지 제4항부터 제7항까지의 규정에 따라 지정된 금연구역에서 흡연하여서는 아니 된다.
		⑧ 만화대여업소
		⑨ 30

9조의 2 ★★★	(담배에 관한 경고문구 등 표시) ① 「담배사업법」에 따른 담배의 제조자 또는 수입판매업자(이하 "제조자등"이라 한다)는 담배갑포장지 앞면·뒷면·옆면 및 대통령령으로 정하는 광고(판매촉진 활동을 포함한다. 이하 같다)에 다음 각 호의 내용을 인쇄하여 표기하여야 한다. 다만, 제1호의 표기는 담배갑포장지에 한정하되 앞면과 뒷면에 하여야 한다. 1. 흡연의 폐해를 나타내는 내용의 (①)(사진을 포함한다. 이하 같다)	① 경고그림

조	법문내용	정답
	2. 흡연이 폐암 등 질병의 원인이 될 수 있다는 내용 및 다른 사람의 건강을 위협할 수 있다는 내용의 경고문구 3. 타르 흡입량은 흡연자의 흡연습관에 따라 다르다는 내용의 경고문구 4. 담배에 포함된 다음 각 목의 발암성물질 　　가. (❷)　　　　　　　　　나. 니켈 　　다. 벤젠　　　　　　　　　　라. (❸) 　　마. 비소　　　　　　　　　　바. 카드뮴 5. 보건복지부령으로 정하는 금연상담전화의 전화번호 ② 제1항에 따른 경고그림과 경고문구는 담배갑포장지의 경우 그 넓이의 (❹) 이상에 해당하는 크기로 표기하여야 한다. 이 경우 경고그림은 담배갑포장지 앞면, 뒷면 각각의 넓이의 (❺)이상에 해당하는 크기로 하여야 한다. ③ 제1항 및 제2항에서 정한 사항 외의 경고그림 및 경고문구 등의 내용과 표기 방법·형태 등의 구체적인 사항은 대통령령으로 정한다. 다만, 경고그림은 사실적 근거를 바탕으로 하고, 지나치게 혐오감을 주지 아니하여야 한다.	❷ 나프틸아민 ❸ 비닐 크롤라이드 ❹ 100분의 50 ❺ 100분의 30
9조의 3	(가향물질 함유 표시 제한) 제조자등은 담배에 연초 외의 식품이나 향기가 나는 물질(이하 "가향물질"이라 한다)을 포함하는 경우 이를 표시하는 문구나 그림·사진을 제품의 포장이나 광고에 사용하여서는 아니 된다.	
9조의 4 ★	(담배에 관한 광고의 금지 또는 제한) ① 담배에 관한 광고는 다음 각 호의 방법에 한하여 할 수 있다. 　1. 지정소매인의 영업소 내부에서 보건복지부령으로 정하는 광고물을 전시(展示) 또는 부착하는 행위. 다만, 영업소 외부에 그 광고내용이 보이게 전시 또는 부착하는 경우에는 그러하지 아니하다. 　2. 품종군별로 연간 10회 이내(1회당 2쪽 이내)에서 잡지(「잡지 등 정기간행물의 진흥에 관한 법률」에 따라 등록 또는 신고되어 주 1회 이하 정기적으로 발행되는 제책(製冊)된 정기간행물 및 「신문 등의 진흥에 관한 법률」에 따라 등록된 주 1회 이하 정기적으로 발행되는 신문과 「출판문화산업 진흥법」에 따른 외국간행물로서 동일한 제호로 연 1회 이상 정기적으로 발행되는 것(이하 "외국정기간행물"이라 한다)을 말하며, 여성 또는 청소년을 대상으로 하는 것은 제외한다)에 광고를 게재하는 행위. 다만, 보건복지부령으로 정하는 판매부수 이하로 국내에서 판매되는 외국정기간행물로서 외국문자로만 쓰여져 있는 잡지인 경우에는 광고게재의 제한을 받지 아니한다. 　3. 사회·문화·음악·체육 등의 행사(여성 또는 청소년을 대상으로 하는 행사는 제외한다)를 후원하는 행위. 이 경우 후원하는 자의 명칭을 사용하는 외에 제품광고를 하여서는 아니 된다. 　4. 국제선의 항공기 및 여객선, 그 밖에 보건복지부령으로 정하는 장소 안에서 하는 광고	

조	법문내용	정답

	② 제조자등은 제1항에 따른 광고를 「담배사업법」에 따른 도매업자 또는 지정소매인으로 하여금 하게 할 수 있다. 이 경우 도매업자 또는 지정소매인이 한 광고는 제조자등이 한 광고로 본다.
	③ 제1항에 따른 광고 또는 그에 사용되는 광고물은 다음 각 호의 사항을 준수하여야 한다. 〈개정 2014. 5. 20.〉
	  1. 흡연자에게 담배의 품명·종류 및 특징을 알리는 정도를 넘지 아니할 것
	  2. 비흡연자에게 직접적 또는 간접적으로 흡연을 권장 또는 유도하거나 여성 또는 청소년의 인물을 묘사하지 아니할 것
	  3. 제9조의 2에 따라 표기하는 흡연 경고문구의 내용 및 취지에 반하는 내용 또는 형태가 아닐 것
	  4. 국민의 건강과 관련하여 검증되지 아니한 내용을 표시하지 아니할 것. 이 경우 광고 내용의 사실 여부에 대한 검증 방법·절차 등 필요한 사항은 대통령령으로 정한다.
	④ 제조자등은 담배에 관한 광고가 제1항 및 제3항에 위배되지 아니하도록 자율적으로 규제하여야 한다.
	⑤ 보건복지부장관은 문화체육관광부장관에게 제1항 또는 제3항을 위반한 광고가 게재된 외국정기간행물의 수입업자에 대하여 시정조치 등을 할 것을 요청할 수 있다.	

11조	**(보건교육의 관장)** (①)은 국민의 보건교육에 관하여 관계중앙행정기관의 장과 협의하여 이를 총괄한다.	① 보건복지부장관

12조	**(보건교육의 실시 등)**
	① (①)는 모든 국민이 올바른 보건의료의 이용과 건강한 생활습관을 실천할 수 있도록 그 대상이 되는 개인 또는 집단의 특성·건강상태·건강의식 수준등에 따라 적절한 보건교육을 실시한다.
	② 국가 또는 지방자치단체는 국민건강증진사업관련 법인 또는 단체등이 보건교육을 실시할 경우 이에 필요한 지원을 할 수 있다.
	③ 보건복지부장관, 시·도지사 및 시장·군수·구청장은 제2항의 규정에 의하여 보건교육을 실시하는 국민건강증진사업관련 법인 또는 단체 등에 대하여 보건교육의 계획 및 그 결과에 관한 자료를 요청할 수 있다.
	④ 제1항의 규정에 의한 보건교육의 내용은 대통령령으로 정한다.
	
	시행령 제17조(보건교육의 내용)
	법 제12조에 따른 보건교육에는 다음 각 호의 사항이 포함되어야 한다. 〈개정 2018. 12. 18.〉
	  1. 금연·절주등 건강생활의 실천에 관한 사항
	  2. 만성퇴행성질환등 질병의 예방에 관한 사항
	  3. 영양 및 식생활에 관한 사항
	  4. 구강건강에 관한 사항
	  5. 공중위생에 관한 사항
	  6. 건강증진을 위한 체육활동에 관한 사항
	  7. 그 밖에 건강증진사업에 관한 사항
		① 국가 및 지방자치단체

조	법문내용	정답
12조의 2	(보건교육사자격증의 교부 등) ① (**①**)은 국민건강증진 및 보건교육에 관한 전문지식을 가진 자에게 보건교육사의 (**②**)을 교부할 수 있다. ② 다음 각호의 1에 해당하는 자는 보건교육사가 될 수 없다. 　1. 피성년후견인 　2. 삭제 　3. 금고 이상의 실형의 선고를 받고 그 집행이 종료되지 아니하거나 그 집행을 받지 아니하기로 확정되지 아니한 자 　4. 법률 또는 법원의 판결에 의하여 자격이 상실 또는 정지된 자 ③ 제1항의 규정에 의한 보건교육사의 등급은 1급 내지 3급으로 하고, 등급별 자격기준 및 자격증의 교부절차 등에 관하여 필요한 사항은 대통령령으로 정한다. ④ 보건교육사 1급의 자격증을 교부받고자 하는 자는 국가시험에 합격하여야 한다. ⑤ 보건복지부장관은 제1항의 규정에 의하여 보건교육사의 자격증을 교부하는 때에는 보건복지부령이 정하는 바에 의하여 수수료를 징수할 수 있다. ⑥ 제1항에 따라 자격증을 교부받은 사람은 다른 사람에게 그 자격증을 빌려주어서는 아니 되고, 누구든지 그 자격증을 빌려서는 아니 된다.	① 보건복지부장관 ② 자격증
12조의 3	(국가시험) ① 제12조의 2 제4항의 규정에 의한 국가시험은 보건복지부장관이 시행한다. 다만, 보건복지부장관은 국가시험의 관리를 대통령령이 정하는 바에 의하여 「한국보건의료인국가시험원법」에 따른 (**①**)에 위탁할 수 있다. ② 보건복지부장관은 제1항 단서의 규정에 의하여 국가시험의 관리를 위탁한 때에는 그에 소요되는 비용을 예산의 범위안에서 보조할 수 있다. ③ 보건복지부장관(제1항 단서의 규정에 의하여 국가시험의 관리를 위탁받은 기관을 포함한다)은 보건복지부령이 정하는 금액을 응시수수료로 징수할 수 있다. ④ 시험과목·응시자격 등 자격시험의 실시에 관하여 필요한 사항은 대통령령으로 정한다. 시행령 제18조의 2(국가시험의 시행 등) 　① 보건복지부장관은 법 제12조의 3에 따른 보건교육사 국가시험(이하 "시험"이라 한다)을 매년 (**②**)회 이상 실시한다. 　② 보건복지부장관은 법 제12조의 3 제1항 단서에 따라 시험의 관리를 「한국보건의료인국가시험원법」에 따른 한국보건의료인국가시험원에 위탁한다. 　③ 제2항에 따라 시험의 관리를 위탁받은 기관(이하 "시험관리기관"이라 한다)의 장은 시험을 실시하려면 미리 보건복지부장관의 승인을 받아 시험일시·시험장소 및 응시원서의 제출기간, 합격자 발표의 예정일 및 방법, 그 밖에 시험에 필요한 사항을 시험 (**③**)일 전까지 공고하여야 한다. 다만, (**④**)는 지역별 응시인원이 확정된 후 시험 30일 전까지 공고할 수 있다. 　④ 법 제12조의 3 제4항에 따른 시험과목은 별표 3과 같다. 　⑤ 시험방법은 필기시험으로 하며, 시험의 합격자는 각 과목 4할 이상, 전과목 총점의 6할 이상을 득점한 자로 한다.	① 한국보건의료인 　국가시험원 ② 1 ③ 90 ④ 시험장소
12조의 4	(보건교육사의 채용) 국가 및 지방자치단체는 대통령령이 정하는 국민건강증진사업관련 법인 또는 단체 등에 대하여 보건교육사를 그 종사자로 채용하도록 권장하여야 한다.	

조	법문내용	정답
13조	**(보건교육의 평가)** ① (**①**)은 정기적으로 국민의 보건교육의 성과에 관하여 평가를 하여야 한다. ② 제1항의 규정에 의한 평가의 방법 및 내용은 보건복지부령으로 정한다. **시행규칙 제8조(보건교육의 평가방법 및 내용)** 　①보건복지부장관이 법 제13조의 규정에 의하여 국민의 보건교육의 성과에 관한 평가를 할 때에는 세부계획 및 그 추진실적에 기초하여 평가하여야 한다. 　② 보건복지부장관은 필요하다고 인정하는 경우에는 제1항의 규정에 의한 평가외에 다음 각호의 사항을 조사하여 평가할 수 있다. 　1. 건강에 관한 (**②**) 　2. 주민의 질병 · 부상 유무 등 건강상태 　③ 영 제17조 제7호에서 "기타 건강증진사업에 관한 사항"이라 함은 「산업안전보건법」에 의한 산업보건에 관한 사항 기타 국민의 건강을 증진시키는 사업에 관한 사항을 말한다.	① 보건복지부장관 ② 지식 · 태도 및 실천
16조	**(국민건강영양조사등)** ① 질병관리청장은 보건복지부장관과 협의하여 국민의 건강상태 · 식품섭취 · 식생활조사등 국민의 건강과 영양에 관한 조사(이하 "국민건강영양조사"라 한다)를 정기적으로 실시한다. 〈개정 2023. 3. 28.〉 ② 특별시 · 광역시 및 도에는 국민건강영양조사와 영양에 관한 지도업무를 행하게 하기 위한 공무원을 두어야 한다. 〈개정 2023. 3. 28.〉 ③ 국민건강영양조사를 행하는 공무원은 그 권한을 나타내는 증표를 관계인에게 내보여야 한다. 〈개정 2023. 3. 28.〉 **시행령 제19조(국민건강영양조사의 주기)** 　법 제16조 제1항에 따른 국민건강영양조사(이하 "국민건강영양조사"라 한다)는 (**①**)년 실시한다. 〈개정 2023. 9. 26.〉 **시행령 제20조(조사대상)** 　① 질병관리청장은 보건복지부장관과 협의하여 매년 (**②**)을 정하여 선정한 가구 및 그 가구원에 대하여 국민건강영양조사를 실시한다. 〈개정 2023. 9. 26.〉 　② 질병관리청장은 보건복지부장관과 협의하여 노인 · 임산부등 특히 건강 및 영양개선이 필요하다고 판단되는 사람에 대해서는 따로 조사기간을 정하여 국민건강영양조사를 실시할 수 있다. 〈개정 2023. 9. 26.〉 　③ 질병관리청장 또는 질병관리청장의 요청을 받은 시 · 도지사는 제1항에 따라 조사대상으로 선정된 가구와 제2항에 따라 조사대상이 된 사람에게 이를 통지해야 한다. 〈개정 2023. 9. 26.〉	① 매 ② 구역과 기준
18조 ★	**(구강건강사업)** ① 국가 및 지방자치단체는 국민의 구강질환의 예방과 구강건강의 증진을 위하여 다음 각호의 사업을 행한다. 〈개정 2024. 2. 20.〉 　1. 구강건강에 관한 교육사업 　2. 수돗물불소농도조정사업 　3. 구강건강에 관한 조사 · 연구사업 　4. 아동 · 노인 · 장애인 · 임산부 등 건강취약계층을 위한 구강건강증진사업 　5. 기타 구강건강의 증진을 위하여 대통령령이 정하는 사업	

조	법문내용	정답
	② 제1항 각호의 사업내용·기준 및 방법은 보건복지부령으로 정한다. 시행령 제23조(구강건강사업) 법 제18조 제1항 제5호에서 "대통령령이 정하는 사업"이란 다음 각 호의 사업을 말한다. 〈개정 2011.12.6.〉 1. 충치예방을 위한 치아홈메우기사업 2. 불소용액양치사업 3. 구강건강의 증진을 위하여 보건복지부령이 정하는 사업	
19조 ★	(건강증진사업 등) ① 국가 및 지방자치단체는 국민건강증진사업에 필요한 요원 및 시설을 확보하고, 그 시설의 이용에 필요한 시책을 강구하여야 한다. ② 특별자치시장·특별자치도지사·시장·군수·구청장은 지역주민의 건강증진을 위하여 보건복지부령이 정하는 바에 의하여 (①)으로 하여금 다음 각호의 사업을 하게 할 수 있다. 1. 보건교육 및 건강상담 2. 영양관리 3. 신체활동장려 4. 구강건강의 관리 5. 질병의 조기발견을 위한 검진 및 처방 6. 지역사회의 보건문제에 관한 조사·연구 7. 기타 (②)의 운영등 건강증진사업에 관한 사항 ③ 보건소장이 제2항의 규정에 의하여 제2항 제1호 내지 제5호의 업무를 행한 때에는 이용자의 (③)를 기록하여 유지·관리하여야 한다.	① 보건소장 ② 건강교실 ③ 개인별 건강상태
22조	(기금의 설치 등) ① (①)은 국민건강증진사업의 원활한 추진에 필요한 재원을 확보하기 위하여 국민건강증진기금(이하 "기금"이라 한다)을 설치한다.	① 보건복지부장관

23조	(국민건강증진부담금의 부과·징수 등)
	① 보건복지부장관은 「지방세법」 제47조 제4호 및 제6호에 따른 제조자 및 수입판매업자가 판매하는 같은 조 제1호에 따른 담배(같은 법 제54조에 따라 담배소비세가 면제되는 것, 같은 법 제63조 제1항 제1호 및 제2호에 따라 담배소비세액이 공제 또는 환급되는 것은 제외한다. 이하 이 조 및 제23조의 2에서 같다)에 다음 각 호의 구분에 따른 부담금(이하 "부담금"이라 한다)을 부과·징수한다.
	1. 궐련: 20개비당 (①)원
	2. 전자담배
	  가. 니코틴 용액을 사용하는 경우: 1밀리리터당 525원
	  나. 연초 및 연초 고형물을 사용하는 경우:
	    1) 궐련형: 20개비당 750원
	    2) 기타 유형: 1그램당 73원
		① 841

조	법문내용	정답
	3. 파이프담배: 1그램당 30.2원 4. 엽궐련(葉卷煙): 1그램당 85.8원 5. 각련(刻煙): 1그램당 30.2원 6. 씹는 담배: 1그램당 34.4원 7. 냄새 맡는 담배: 1그램당 21.4원 8. 물담배: 1그램당 1050.1원 9. 머금는 담배: 1그램당 534.5원	
25조	(기금의 사용 등) ① 기금은 다음 각호의 사업에 사용한다. 　1. 금연교육 및 광고, 흡연피해 예방 및 (①) 등 국민건강관리사업 　2. 건강생활의 지원사업 　3. 보건교육 및 그 자료의 개발 　4. 보건통계의 작성 · 보급과 보건의료관련 조사 · 연구 및 개발에 관한 사업 　5. 질병의 예방 · 검진 · 관리 및 암의 치료를 위한 사업 　6. 국민영양관리사업 　7. 신체활동장려사업 　8. 구강건강관리사업 　9. 시 · 도지사 및 시장 · 군수 · 구청장이 행하는 (②) 　10. 공공보건의료 및 건강증진을 위한 시설 · 장비의 확충 　11. 기금의 관리 · 운용에 필요한 경비 　12. 그 밖에 국민건강증진사업에 소요되는 경비로서 대통령령이 정하는 사업 ② 보건복지부장관은 기금을 제1항 각호의 사업에 사용함에 있어서 아동 · 청소년 · 여성 · 노인 · 장애인 등에 대하여 특별히 배려 · 지원할 수 있다. 시행령 제30조(기금의 사용) 　법 제25조 제1항 제11호에서 "대통령령이 정하는 사업"이란 다음 각 호의 사업을 말한다. 〈개정 2011. 12. 6., 2014. 7. 28.〉 　1. (③)의 관리사업 　2. 보건교육을 담당하거나 국민영양조사 및 영양에 관한 지도를 담당하는 공무원의 지도 · 훈련사업 　3. 건강증진을 위한 체육활동 지원사업 　4. 금연지도원 제도 운영 등 지역사회 금연 환경 조성 사업	① 흡연피해자 지원 ② 건강증진사업 ③ 만성퇴행성질환

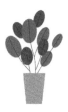

조	법문내용	정답
2조	**(정의)** 이 법에서 사용하는 용어의 뜻은 다음과 같다. 1. "지역보건의료기관"이란 지역주민의 건강을 증진하고 질병을 예방·관리하기 위하여 이 법에 따라 설치·운영하는 (**①**)를 말한다. 2. "지역보건의료서비스"란 지역주민의 건강을 증진하고 질병을 예방·관리하기 위하여 지역보건의료기관이 직접 제공하거나 보건의료 관련기관·단체를 통하여 제공하는 서비스로서 보건의료인(「보건의료기본법」 제3조 제3호에 따른 보건의료인을 말한다. 이하 같다)이 행하는 모든 활동을 말한다. 3. "보건의료 관련기관·단체"란 지역사회 내에서 공중(公衆) 또는 특정 다수인을 위하여 지역보건의료서비스를 제공하는 의료기관, 약국, 보건의료인 단체 등을 말한다.	① 보건소, 보건의료원, 보건지소 및 건강생활지원센터
4조	**(지역사회 건강실태조사)** ① 질병관리청장과 특별자치시장, 특별자치도지사, 시장·군수·구청장(구청장은 자치구의 구청장을 말하며, 이하 "시장·군수·구청장"이라 한다)은 지역주민의 건강 상태 및 건강 문제의 원인 등을 파악하기 위하여 (**①**)년 지역사회 건강실태조사를 실시하여야 한다. 〈개정 2023. 3. 28.〉 ② 질병관리청장은 제1항에 따라 지역사회 건강실태조사를 실시할 때에는 미리 보건복지부장관과 협의하여야 한다. 〈신설 2023. 3. 28.〉 ③ 제1항에 따른 지역사회 건강실태조사의 방법, 내용 등에 관하여 필요한 사항은 대통령령으로 정한다. **시행령 제2조(지역사회 건강실태조사의 방법 및 내용)** ① 질병관리청장은 보건복지부장관과 협의하여 「지역보건법」(이하 "법"이라 한다) 제4조 제1항에 따른 지역사회 건강실태조사(이하 "지역사회 건강실태조사"라 한다)를 매년 지방자치단체의 장에게 협조를 요청하여 실시한다. 〈개정 2020. 9. 11.〉 ② 제1항에 따라 협조 요청을 받은 지방자치단체의 장은 매년 (**②**)(보건의료원을 포함한다. 이하 같다)를 통하여 지역 주민을 대상으로 지역사회 건강실태조사를 실시하여야 한다. 이 경우 지방자치단체의 장은 지역사회 건강실태조사의 결과를 (**③**)에게 통보하여야 한다. 〈개정 2020. 9. 11.〉 ③ 지역사회 건강실태조사는 (**④**)를 원칙으로 하되, 필요한 경우에는 전수조사를 할 수 있다. ④ 지역사회 건강실태조사의 내용에는 다음 각 호의 사항이 포함되어야 한다. 〈개정 2020. 9. 11.〉	① 매 ② 보건소 ③ 질병관리청장 ④ 표본조사

조	법문내용	정답
	1. 흡연, 음주 등 건강 관련 (⑤)에 관한 사항 2. 건강검진 및 예방접종 등 질병 예방에 관한 사항 3. 질병 및 보건의료서비스 이용 실태에 관한 사항 4. 사고 및 중독에 관한 사항 5. 활동의 제한 및 삶의 질에 관한 사항 6. 그 밖에 지역사회 건강실태조사에 포함되어야 한다고 질병관리청장이 정하는 사항	⑤ 생활습관
7조 ★★	(지역보건의료계획의 수립 등) ① 시·도지사 또는 시장·군수·구청장은 (①)을 위하여 다음 각 호의 사항이 포함된 지역보건의료계획을 (②)년마다 제3항 및 제4항에 따라 수립하여야 한다. 〈개정 2023. 3. 28.〉 　1. (③) 　2. 지역보건의료서비스에 관한 장기·단기 공급대책 　3. 인력·조직·재정 등 (④)의 조달 및 관리 　4. 지역보건의료서비스의 제공을 위한 전달체계 구성 방안 　5. 지역보건의료에 관련된 통계의 수집 및 정리 ② 시·도지사 또는 시장·군수·구청장은 (⑤)년 제1항에 따른 지역보건의료계획에 따라 연차별 시행계획을 수립하여야 한다. ③ 시장·군수·구청장(특별자치시장·특별자치도지사는 제외한다. 이하 이 조에서 같다)은 해당 시·군·구(특별자치시·특별자치도는 제외한다. 이하 이 조에서 같다) 위원회의 심의를 거쳐 지역보건의료계획(연차별 시행계획을 포함한다. 이하 이 조에서 같다)을 수립한 후 해당 시·군·구의회에 보고하고 (⑥)에게 제출하여야 한다. ④ 특별자치시장·특별자치도지사 및 제3항에 따라 관할 시·군·구의 지역보건의료계획을 받은 시·도지사는 해당 위원회의 심의를 거쳐 시·도(특별자치시·특별자치도를 포함한다. 이하 이 조에서 같다)의 지역보건의료계획을 수립한 후 해당 시·도의회에 보고하고 (⑦)에게 제출하여야 한다. ⑤ 제3항 및 제4항에 따른 지역보건의료계획은 「사회보장기본법」 제16조에 따른 사회보장 기본계획, 「사회보장급여의 이용·제공 및 수급권자 발굴에 관한 법률」에 따른 지역사회보장계획 및 「국민건강증진법」 제4조에 따른 국민건강증진종합계획과 연계되도록 하여야 한다. ⑦ 지역보건의료계획의 내용에 관하여 필요하다고 인정하는 경우 (⑧)은 특별자치시장·특별자치도지사 또는 시·도지사에게, (⑨)는 시장·군수·구청장에게 각각 보건복지부령으로 정하는 바에 따라 그 조정을 권고할 수 있다. ⑧ 제1항부터 제7항까지에서 규정한 사항 외에 지역보건의료계획의 세부 내용, 수립 방법·시기 등에 관하여 필요한 사항은 대통령령으로 정한다.	① 지역주민의 건강 증진 ② 4 ③ 보건의료 수요의 측정 ④ 보건의료자원 ⑤ 매 ⑥ 시·도지사 ⑦ 보건복지부장관 ⑧ 보건복지부장관 ⑨ 시·도지사
8조	(지역보건의료계획의 시행) ① (①)은 지역보건의료계획을 시행할 때에는 제7조 제2항에 따라 수립된 연차별 시행계획에 따라 시행하여야 한다.	① 시·도지사 또는 시장·군수·구청장

조	법문내용	정답
9조	**(지역보건의료계획 시행 결과의 평가)** ① 제8조 제1항에 따라 지역보건의료계획을 시행한 때에는 (**①**)은 특별자치시 · 특별자치도 또는 시 · 도의 지역보건의료계획의 시행결과를, (**②**)는 시 · 군 · 구(특별자치시 · 특별자치도는 제외한다)의 지역보건의료계획의 시행 결과를 대통령령으로 정하는 바에 따라 각각 평가할 수 있다. ② 보건복지부장관 또는 시 · 도지사는 필요한 경우 제1항에 따른 평가 결과를 제24조에 따른 비용의 보조에 반영할 수 있다.	① 보건복지부장관 ② 시 · 도지사
10조 ★★★	**(보건소의 설치)** ① 지역주민의 건강을 증진하고 질병을 예방 · 관리하기 위하여 (**①**)에 1개소의 보건소(보건의료원을 포함한다. 이하 같다)를 설치한다. 다만, 시 · 군 · 구의 인구가 (**②**)만 명을 초과하는 등 지역주민의 보건의료를 위하여 특별히 필요하다고 인정되는 경우에는 (**③**)령으로 정하는 기준에 따라 해당 (**④**)로 보건소를 추가로 설치할 수 있다. ② 동일한 시 · 군 · 구에 2개 이상의 보건소가 설치되어 있는 경우 해당 지방자치단체의 조례로 정하는 바에 따라 업무를 총괄하는 보건소를 지정하여 운영할 수 있다. 시행령 제8조(보건소의 설치) ① 법 제10조 제1항 단서에 따라 보건소를 추가로 설치할 수 있는 경우는 다음 각 호의 어느 하나에 해당하는 경우로 한다. 〈개정 2022. 8. 9.〉 　1. 해당 시 · 군 · 구의 인구가 30만명을 초과하는 경우 　2. 해당 시 · 군 · 구의 「보건의료기본법」에 따른 보건의료기관 현황 등 보건의료 여건과 아동 · 여성 · 노인 · 장애인 등 보건의료 취약계층의 보건의료 수요 등을 고려하여 보건소를 추가로 설치할 필요가 있다고 인정되는 경우 ② 법 제10조 제1항 단서 및 이 조 제1항에 따라 보건소를 추가로 설치하려는 경우에는 「지방자치법 시행령」 제73조에 따른다. 이 경우 (**⑤**)은 (**⑥**)과 미리 협의하여야 한다. 〈개정 2022. 11. 1.〉	① 시 · 군 · 구 ② 30 ③ 대통령 ④ 지방자치단체의 조례 ⑤ 해당지방자치단체의 장 ⑥ 보건복지부장관
11조 ★★	**(보건소의 기능 및 업무)** ① 보건소는 해당 지방자치단체의 관할 구역에서 다음 각 호의 기능 및 업무를 수행한다. 　1. (**①**) 　2. 지역보건의료정책의 기획, 조사 · 연구 및 평가 　3. 보건의료인 및 「보건의료기본법」 제3조 제4호에 따른 보건의료기관 등에 대한 지도 · 관리 · 육성과 국민보건 향상을 위한 지도 · 관리 　4. 보건의료 관련기관 · 단체, (**②**) 등과의 협력체계 구축 　5. 지역주민의 건강증진 및 질병예방 · 관리를 위한 다음 각 목의 (**③**)의 제공 　　가. 국민건강증진 · 구강건강 · 영양관리사업 및 보건교육 　　나. (**④**)의 예방 및 관리 　　다. 모성과 영유아의 건강유지 · 증진 　　라. 여성 · 노인 · 장애인 등 보건의료 취약계층의 건강유지 · 증진 　　마. 정신건강증진 및 생명존중에 관한 사항 　　바. 지역주민에 대한 진료, 건강검진 및 만성질환 등의 질병관리에 관한 사항 　　사. 가정 및 사회복지시설 등을 방문하여 행하는 보건의료 및 건강관리사업 　　아. (**⑤**)의 예방 및 관리	① 건강 친화적인 지역사회 여건의 조성 ② 학교, 직장 ③ 지역보건의료서비스 ④ 감염병 ⑤ 난임

조	법문내용	정답
	③ 제1항 및 제2항에 따른 보건소 기능 및 업무 등에 관하여 필요한 세부 사항은 대통령령으로 정한다. **시행령 제9조(보건소의 기능 및 업무의 세부 사항)** ① 법 제11조 제1항 제2호에 따른 지역보건의료정책의 기획, 조사 · 연구 및 평가의 세부 사항은 다음 각 호와 같다. 1. 지역보건의료계획 등 보건의료 및 건강증진에 관한 중장기 계획 및 실행계획의 수립 · 시행 및 평가에 관한 사항 2. 지역사회 건강실태조사 등 보건의료 및 건강증진에 관한 조사 · 연구에 관한 사항 3. 보건에 관한 실험 또는 검사에 관한 사항 ② 법 제11조 제1항 제3호에 따른 보건의료인 및 「보건의료기본법」 제3조 제4호에 따른 보건의료기관 등에 대한 지도 · 관리 · 육성과 국민보건 향상을 위한 지도 · 관리의 세부 사항은 다음 각 호와 같다. 〈개정 2018. 12. 18.〉 1. 의료인 및 의료기관에 대한 지도 등에 관한 사항 2. 의료기사 · 보건의료정보관리사 및 안경사에 대한 지도 등에 관한 사항 3. (⑥) 4. 「농어촌 등 보건의료를 위한 특별조치법」에 따른 공중보건의사, 보건진료 전담공무원 및 보건진료소에 대한 지도 등에 관한 사항 5. 약사에 관한 사항과 마약 · 향정신성의약품의 관리에 관한 사항 6. (⑦)에 관한 사항 ③ 법 제11조 제2항에서 "대통령령으로 정하는 업무"란 난임시술 주사제 투약에 관한 지원 및 정보 제공을 말한다.	⑥ 응급의료에 관한 사항 ⑦ 공중위생 및 식품위생
12조	**(보건의료원)** 보건소 중 「의료법」 제3조 제2항 제3호 가목에 따른 (①)의 요건을 갖춘 보건소는 보건의료원이라는 명칭을 사용할 수 있다.	① 병원
13조 ★	**(보건지소의 설치)** 지방자치단체는 (①)을 위하여 필요하다고 인정하는 경우에는 대통령령으로 정하는 기준에 따라 해당 지방자치단체의 조례로 보건소의 지소(이하 "보건지소"라 한다)를 설치할 수 있다. **시행령 제10조(보건지소의 설치)** 법 제13조에 따른 보건지소는 (②)(보건소가 설치된 읍 · 면은 제외한다)마다 1개씩 설치할 수 있다. 다만, 지역주민의 보건의료를 위하여 특별히 필요하다고 인정되는 경우에는 필요한 지역에 보건지소를 설치 · 운영하거나 여러 개의 보건지소를 통합하여 설치 · 운영할 수 있다.	① 보건소의 업무수행 ② 읍 · 면
14조	**(건강생활지원센터의 설치)** 지방자치단체는 보건소의 업무 중에서 특별히 지역주민의 만성질환 예방 및 (①) 형성을 지원하는 건강생활지원센터를 (②)령으로 정하는 기준에 따라 해당 지방자치단체의 조례로 설치할 수 있다.	① 건강한 생활습관 ② 대통령
15조	**(지역보건의료기관의 조직)** ① 지역보건의료기관의 조직은 대통령령으로 정하는 사항 외에는 「지방자치법」 제125조에 따른다. 〈개정 2024. 1. 2.〉	

조	법문내용	정답
	② 보건소에 보건소장(보건의료원의 경우에는 원장을 말한다) 1명을 두되, (**①**) 면허가 있는 사람 중에서 보건소장을 임용한다. 다만, 의사 면허가 있는 사람 중에서 임용하기 어려운 경우에는 「의료법」 제2조 제2항에 따른 치과의사 · 한의사 · (**②**) · 조산사, 「약사법」 제2조 제2호에 따른 약사 또는 보건소에서 실제로 보건 등과 관련된 업무를 하는 공무원으로서 대통령령으로 정하는 자격을 갖춘 사람을 보건소장으로 임용할 수 있다. 〈신설 2024. 1. 2.〉	① 의사 ② 간호사
16조	**(전문인력의 적정 배치 등)** ① 지역보건의료기관에는 기관의 장과 해당 기관의 기능을 수행하는 데 필요한 면허 · 자격 또는 전문지식을 가진 인력(이하 "전문인력"이라 한다)을 두어야 한다. ② (**①**)(특별자치시장 · 특별자치도지사를 포함한다)는 지역보건의료기관의 전문인력을 적정하게 배치하기 위하여 필요한 경우 「지방공무원법」 제30조의 2 제2항에 따라 지역보건의료기관 간에 전문인력의 교류를 할 수 있다. ③ 보건복지부장관과 시 · 도지사(특별자치시장 · 특별자치도지사를 포함한다)는 지역보건의료기관의 전문인력의 자질 향상을 위하여 필요한 (**②**)을 시행하여야 한다. ④ (**③**)은 지역보건의료기관의 전문인력의 배치 및 운영 실태를 조사할 수 있으며, 그 배치 및 운영이 부적절하다고 판단될 때에는 그 시정을 위하여 시 · 도지사 또는 시장 · 군수 · 구청장에게 권고할 수 있다. **시행령 제13조(보건소장)** ① 보건소에 보건소장(보건의료원의 경우에는 원장을 말한다. 이하 같다) 1명을 두되, (**④**) 면허가 있는 사람 중에서 보건소장을 임용한다. 다만, 의사 면허가 있는 사람 중에서 임용하기 어려운 경우에는 「지방공무원 임용령」 별표 1에 따른 보건 · 식품위생 · 의료기술 · 의무 · 약무 · 간호 · 보건진료(이하 "보건등"이라 한다) 직렬의 공무원을 보건소장으로 임용할 수 있다. ② 제1항 단서에 따라 보건등 직렬의 공무원을 보건소장으로 임용하려는 경우에 해당 보건소에서 실제로 보건등과 관련된 업무를 하는 보건등 직렬의 공무원으로서 보건소장으로 임용되기 이전 최근 (**⑤**)년 이상 보건등의 업무와 관련하여 근무한 경험이 있는 사람 중에서 임용하여야 한다. ③ 보건소장은 시장 · 군수 · 구청장의 지휘 · 감독을 받아 보건소의 업무를 관장하고 소속 공무원을 지휘 · 감독하며, 관할 보건지소, 건강생활지원센터 및 「농어촌 등 보건의료를 위한 특별조치법」 제2조 제4호에 따른 보건진료소(이하 "보건진료소"라 한다)의 직원 및 업무에 대하여 지도 · 감독한다. **시행령 제14조(보건지소장)** ① 보건지소에 보건지소장 1명을 두되, 지방의무직공무원 또는 임기제공무원을 보건지소장으로 임용한다. ② 보건지소장은 보건소장의 지휘 · 감독을 받아 보건지소의 업무를 관장하고 소속 직원을 지휘 · 감독하며, 보건진료소의 직원 및 업무에 대하여 지도 · 감독한다. **시행령 제15조(건강생활지원센터장)** ① 건강생활지원센터에 건강생활지원센터장 1명을 두되, 보건등 직렬의 공무원 또는 「보건의료기본법」 제3조 제3호에 따른 보건의료인을 건강생활지원센터장으로 임용한다. ② 건강생활지원센터장은 보건소장의 지휘 · 감독을 받아 건강생활지원센터의 업무를 관장하고 소속 직원을 지휘 · 감독한다.	① 시 · 도지사 ② 교육훈련 ③ 보건복지부장관 ④ 의사 ⑤ 5

조	법문내용	정답
	시행령 제16조(전문인력의 배치 기준) 　법 제16조 제1항에 따라 지역보건의료기관에 두어야 하는 전문인력(이하 "전문인력"이라 한다)의 면허 또는 자격의 종류에 따른 최소 배치 기준은 보건복지부령으로 정한다. **시행령 제17조(전문인력의 임용 자격 기준)** 　전문인력의 임용 자격 기준은 지역보건의료기관의 기능을 수행하는 데 필요한 면허·자격 또는 전문지식이 있는 사람으로 하되, 해당 분야의 업무에서 2년 이상 종사한 사람을 우선적으로 임용하여야 한다. **시행령 제18조(전문인력에 대한 교육훈련)** 　① 보건복지부장관 또는 시·도지사(특별자치시장·특별자치도지사를 포함한다. 이하 이 조에서 같다)는 법 제16조 제3항에 따라 전문인력에 대하여 기본교육훈련과 직무분야별 전문교육훈련을 실시하여야 한다. 　② 보건복지부장관 또는 시·도지사는 제1항에 따른 교육훈련을 소속 교육훈련기관에서 받게 하거나 다음 각 호의 어느 하나에 해당하는 기관에 위탁하여 받게 할 수 있다. 〈개정 2020. 9. 11.〉 　1. 질병관리청장 　2. 다른 행정기관 소속의 교육훈련기관 　3. 민간교육기관 **시행령 제19조(교육훈련의 대상 및 기간)** 　법 제16조 제3항에 따른 교육훈련 과정별 교육훈련의 대상 및 기간은 다음 각 호의 구분에 따른다. 　1. 기본교육훈련: 해당 직급의 공무원으로서 필요한 능력과 자질을 배양할 수 있도록 신규로 임용되는 전문인력을 대상으로 하는 (⑥)주 이상의 교육훈련 　2. 직무 분야별 전문교육훈련: 보건소에서 현재 담당하고 있거나 담당할 직무 분야에 필요한 전문적인 지식과 기술을 습득할 수 있도록 재직 중인 전문인력을 대상으로 하는 (⑦)주 이상의 교육훈련 **시행령 제20조(전문인력 배치 및 운영 실태 조사)** 　① 보건복지부장관은 법 제16조 제4항에 따라 지역보건의료기관의 전문인력 배치 및 운영 실태를 (⑧)년마다 조사하여야 하며, 필요한 경우에는 시·도 또는 시·군·구에 대하여 수시로 조사할 수 있다. 　② 보건복지부장관은 제1항에 따른 실태 조사 결과 전문인력의 적절한 배치 및 운영에 필요하다고 판단하는 경우에는 시·도지사(특별자치시장·특별자치도지사를 포함한다)에게 전문인력의 교류를 권고할 수 있다.	⑥ 3 ⑦ 1 ⑧ 2
19조	**(지역보건의료서비스의 신청)** ① 지역보건의료서비스 중 보건복지부령으로 정하는 서비스를 필요로 하는 사람(이하 "서비스대상자"라 한다)과 그 친족, 그 밖의 관계인은 관할 (①)에게 지역보건의료서비스의 제공(이하 "서비스 제공"이라 한다)을 신청할 수 있다. ② 시장·군수·구청장이 제1항에 따른 서비스 제공 신청을 받는 경우 제20조에 따라 조사하려 하거나 제출받으려는 자료 또는 정보에 관하여 서비스대상자와 그 서비스대상자의 (②)촌 직계혈족 및 그 배우자(이하 "부양의무자"라 한다)에게 다음 각 호의 사항을 알리고, 해당 자료 또는 정보의 수집에 관한 동의를 받아야 한다. 　1. 법적 근거, 이용 목적 및 범위 　2. 이용 방법 　3. 보유기간 및 파기방법	① 시장·군수·구청장 ② 1

조	법문내용	정답
20조	**(신청에 따른 조사)** ① 시장·군수·구청장은 제19조 제1항에 따라 서비스 제공 신청을 받으면 서비스대상자와 부양의무자의 인적사항·가족관계·소득·재산·사회보장급여 수급이력·건강상태 등에 관한 자료 및 정보에 대하여 조사하고 처리할 수 있다. 다만, 서비스 대상자와 부양의무자에 대한 조사가 필요하지 아니하거나 그 밖에 대통령령으로 정하는 사유에 해당하는 경우는 제외한다. 〈개정 2023. 3. 28.〉	
21조	**(서비스 제공의 결정 및 실시)** ① 시장·군수·구청장은 제20조에 따른 조사를 하였을 때에는 (①) 등을 고려하여 서비스 제공의 실시 여부를 결정한 후 이를 서면이나 전자문서로 신청인에게 통보하여야 한다.	① 예산 상황
22조	**(정보의 파기)** ① 시장·군수·구청장은 제20조에 따라 조사하거나 제출받은 정보 중 서비스대상자가 아닌 사람의 정보는 (①)년을 초과하여 보유할 수 없다. 이 경우 시장·군수·구청장은 정보의 보유기한이 지나면 지체 없이 이를 파기하여야 한다.	① 5
23조 ★★★	**(건강검진 등의 신고)** ① 「의료법」 제27조 제1항 각 호의 어느 하나에 해당하는 사람이 지역주민 다수를 대상으로 (①) 또는 (②) 등 주민의 건강에 영향을 미치는 행위(이하 "건강검진등"이라 한다)를 하려는 경우에는 보건복지부령으로 정하는 바에 따라 건강검진등을 하려는 지역을 관할하는 (③)에게 신고하여야 한다. ② 의료기관이 「의료법」 제33조 제1항 각 호의 어느 하나에 해당하는 사유로 의료기관 외의 장소에서 지역주민 다수를 대상으로 건강검진등을 하려는 경우에도 제1항에 따른 신고를 하여야 한다.	① 건강검진 ② 순회 진료 ③ 보건소장
24조	**(비용의 보조)** ① 국가와 시·도는 지역보건의료기관의 설치와 운영에 필요한 비용 및 지역보건의료계획의 시행에 필요한 비용의 일부를 보조할 수 있다. ② 제1항에 따라 보조금을 지급하는 경우 설치비와 부대비에 있어서는 그 (①) 이내로 하고, 운영비 및 지역보건의료계획의 시행에 필요한 비용에 있어서는 그 (②)이내로 한다.	① 3분의 2 ② 2분의 1
25조	**(수수료 등)** ① 지역보건의료기관은 그 시설을 이용한 자, 실험 또는 검사를 의뢰한 자 또는 진료를 받은 자로부터 수수료 또는 진료비를 징수할 수 있다. ② 제1항에 따른 수수료와 진료비는 (①)령으로 정하는 기준에 따라 해당 지방자치단체의 조례로 정한다.	① 보건복지부
31조	**(「의료법」에 대한 특례)** 제12조에 따른 보건의료원은 「의료법」 제3조 제2항 제3호 가목에 따른 (①) 또는 같은 항 제1호 나목·다목에 따른 (②) 또는 한의원으로 보고, 보건소·보건지소 및 (③)는 같은 호에 따른 의원·치과의원 또는 한의원으로 본다.	① 병원 ② 치과의원 ③ 건강생활지원센터

10 | 혈액관리법

조	법문내용	정답
2조	**(정의)** 이 법에서 사용하는 용어의 뜻은 다음과 같다. 1. "혈액"이란 (①)에서 채혈(採血)한 혈구(血球) 및 혈장(血漿)을 말한다. 2. "혈액관리업무"란 수혈(輸血)이나 혈액제제(血液製劑)의 제조에 필요한 혈액을 채혈·검사·제조·보존·공급 또는 품질관리하는 업무를 말한다. 3. "혈액원"이란 혈액관리업무를 수행하기 위하여 제6조 제3항에 따라 허가를 받은 자를 말한다. 4. "헌혈자"란 자기의 혈액을 혈액원에 무상(無償)으로 제공하는 사람을 말한다. 5. "부적격혈액"이란 채혈 시 또는 채혈 후에 이상이 발견된 혈액 또는 혈액제제로서 보건복지부령으로 정하는 혈액 또는 혈액제제를 말한다. 6. "채혈금지대상자"란 감염병 환자, 약물복용 환자 등 건강기준에 미달하는 사람으로서 헌혈을 하기에 부적합하다고 보건복지부령으로 정하는 사람을 말한다. 7. "특정수혈부작용"이란 수혈한 혈액제제로 인하여 발생한 부작용으로서 보건복지부령으로 정하는 것을 말한다. **시행규칙 제3조(특정수혈부작용)** 법 제2조 제7호에 따른 특정수혈부작용은 다음 각호의 1과 같다. 1. (②) 2. 장애(「장애인복지법」 제2조의 규정에 의한 장애를 말한다) 3. (③)치료를 요하는 부작용 4. (④)등에 의하여 감염되는 질병 5. (⑤)이 제1호 내지 제4호의 규정에 의한 부작용과 유사하다고 판단하는 부작용 8. "혈액제제"란 혈액을 원료로 하여 제조한 「약사법」 제2조에 따른 의약품으로서 다음 각 목의 어느 하나에 해당하는 것을 말한다. 　가. 전혈(全血) 　나. 농축적혈구(濃縮赤血球) 　다. 신선동결혈장(新鮮凍結血漿) 　라. 농축혈소판(濃縮血小板) 　마. 그 밖에 보건복지부령으로 정하는 혈액 관련 의약품 8의2. "원료혈장" 이란 혈액제제 중 혈장분획제제(혈장을 원료로 일련의 제조과정을 거쳐 얻어진 의약품)의 제조를 위하여 혈액원이 혈장분획제제 제조업자에게 공급하는 혈장을 말한다. 9. "(⑥)"이란 제14조 제5항에 따라 수혈비용을 보상하거나 헌혈사업에 사용할 목적으로 혈액원이 보건복지부장관에게 예치하는 금액을 말한다.	① 인체 ② 사망 ③ 입원 ④ 바이러스 ⑤ 의료기관의 장 ⑥ 헌혈환급예치금

조	법문내용	정답
	10. "채혈"이란 수혈 등에 사용되는 혈액제제를 제조하기 위하여 헌혈자로부터 혈액을 채취하는 행위를 말한다. 11. "채혈부작용"이란 채혈한 후에 헌혈자에게 나타날 수 있는 혈관미주신경반응 또는 피하출혈 등 미리 예상하지 못한 부작용을 말한다.	
3조	(혈액 매매행위 등의 금지) ① 누구든지 금전, 재산상의 이익 또는 그 밖의 대가적 급부(給付)를 받거나 받기로 하고 자신의 혈액 (제14조에 따른 헌혈증서를 포함한다)을 제공하거나 제공할 것을 약속하여서는 아니 된다. ② 누구든지 금전, 재산상의 이익 또는 그 밖의 대가적 급부를 주거나 주기로 하고 다른 사람의 혈액 (제14조에 따른 헌혈증서를 포함한다)을 제공받거나 제공받을 것을 약속하여서는 아니 된다. ③ 누구든지 제1항 및 제2항에 위반되는 행위를 교사(敎唆)·방조 또는 알선하여서는 아니 된다. ④ 누구든지 제1항 및 제2항에 위반되는 행위가 있음을 알았을 때에는 그 행위와 관련되는 혈액을 채혈하거나 수혈하여서는 아니 된다.	
4조의 3	(헌혈 권장 등) ① 매년 6월 14일을 헌혈자의 날로 하고, (①)은 헌혈자의 날의 취지에 적합한 기념행사를 실시하는 등 건강한 국민에게 헌혈을 권장할 수 있다. ② 보건복지부장관은 혈액원에 혈액관리업무에 필요한 경비의 전부 또는 일부를 보조할 수 있다. ③ 헌혈 권장에 필요한 사항은 대통령령으로 정한다.	① 보건복지부장관
4조의 5	(혈액관리기본계획의 수립) ① (①)은 혈액의 안정적 수급 및 관리에 관한 정책을 효율적으로 추진하기 위하여 제5조에 따른 혈액관리위원회의 심의를 거쳐 혈액관리에 관한 기본계획(이하 "기본계획"이라 한다)을 (②)년마다 수립하여야 한다. ② 기본계획에는 다음 각 호의 사항이 포함되어야 한다. 　1. 헌혈 증진과 혈액관리의 발전 방향 및 목표 　2. 혈액관리에 관한 각 부처 및 기관·단체의 협조에 관한 사항 　3. 헌혈 및 수혈의 안전성 향상 방안 　4. 혈액제제의 안전성 향상, 안정적 수급 및 적정한 사용 방안 　5. 그 밖에 보건복지부장관이 혈액관리를 위하여 필요하다고 인정하는 사항	① 보건복지부장관 ② 5
6조	(혈액관리업무) ① 혈액관리업무는 다음 각 호의 어느 하나에 해당하는 자만이 할 수 있다. 다만, 제 (①)호에 해당하는 자는 혈액관리업무 중 채혈을 할 수 없다. 　1. 「의료법」에 따른 의료기관 　2. 「대한적십자사 조직법」에 따른 (②) 　3. 보건복지부령으로 정하는 (③)	① 3 ② 대한적십자사 ③ 혈액제제 제조업자

조	법문내용	정답
7조 ★	**(헌혈자의 신원 확인 및 건강진단 등)** ① 혈액원은 보건복지부령으로 정하는 바에 따라 채혈 전에 헌혈자에 대하여 신원 확인 및 건강진단을 하여야 한다. **시행규칙 제6조(헌혈자의 건강진단 등)** 　① 법 제7조 제1항에 따라 혈액원은 헌혈자로부터 채혈하기 전에 사진이 붙어 있어 본인임을 확인할 수 있는 주민등록증, 여권, 학생증, 그 밖의 신분증명서에 따라 그 신원을 확인하여야 한다. 다만, 학생, 군인 등의 단체헌혈의 경우 그 관리·감독자의 확인으로 갈음할 수 있다. 〈개정 2015. 1. 12.〉 　② 제1항에 따른 신원확인 후에 혈액원은 헌혈자에 대하여 채혈을 실시하기 전에 다음 각 호에 해당하는 건강진단을 실시하여야 한다. 〈개정 2011. 8. 31.〉 　1. 과거의 헌혈경력 및 혈액검사결과와 채혈금지대상자 여부의 조회 　2. (①) 　3. 체온 및 맥박 측정 　4. 체중 측정 　5. (②) 측정 　6. 다음 각 목의 어느 하나에 따른 빈혈검사 　　가. 황산구리법에 따른 혈액비중검사 　　나. (③)검사 　　다. 적혈구용적률검사 　7. (④)검사(혈소판성분채혈의 경우에만 해당한다) 　③ 혈액원은 제2항 제1호에 따른 조회를 하려는 때에는 별지 제1호의7서식의 신청서(전자문서를 포함한다)를 (⑤)에게 제출해야 한다. 〈개정 2019. 8. 16.〉 　④ 대한적십자사 회장은 제3항에 따른 신청을 받은 때에는 제2항 제1호에 따른 사항을 확인한 후 그 내용을 지체 없이 혈액원에 통지(전자문서를 포함한다)해야 한다. 〈개정 2019. 8. 16.〉 　⑤ 법 제7조 제5항 단서에 따라 제2항 제1호에 따른 조회를 하지 않을 수 있는 경우는 다음 각 호와 같다. 〈개정 2019. 8. 16.〉 　1. 헌혈자 본인에게 수혈하기 위하여 채혈하는 경우 　2. 천재지변, 재해, 그 밖에 이에 준하는 사유로 인하여 전산 또는 유선 등의 방법으로 정보조회가 불가능한 경우 　3. 긴급하게 수혈하지 아니하면 수혈자의 생명이 위태로운 경우로서 신속한 정보조회가 불가능한 경우 ② 혈액원은 보건복지부령으로 정하는 감염병 환자 및 건강기준에 미달하는 사람으로부터 채혈을 하여서는 아니 된다. ③ 혈액원은 신원이 확실하지 아니하거나 신원 확인에 필요한 요구에 따르지 아니하는 사람으로부터 채혈을 하여서는 아니 된다.	① 문진·시진 및 촉진 ② 혈압 ③ 혈색소 ④ 혈소판계수 ⑤ 대한적십자사 회장
7조의 2	**(채혈금지대상자의 관리)** ① (①)은 보건복지부령으로 정하는 바에 따라 채혈금지대상자의 명부를 작성·관리할 수 있다. ② 혈액원은 채혈금지대상자로부터 채혈을 하여서는 아니 된다. ③ 제2항에도 불구하고 혈액원은 보건복지부령으로 정하는 안전성검사를 통과한 채혈금지대상자에 대하여는 채혈을 할 수 있다. 이 경우 그 결과를 보건복지부령으로 정하는 바에 따라 보건복지부장관에게 보고하여야 한다.	① 보건복지부장관

조	법문내용	정답
	④ 보건복지부장관은 채혈금지대상자 명부에 있는 사람에게 명부의 기재 사항 등을 대통령령으로 정하는 바에 따라 개별적으로 알릴 수 있다. ⑤ 제1항에 따른 채혈금지대상자의 명부를 작성·관리하는 업무에 종사하는 사람 또는 종사하였던 사람은 업무상 알게 된 비밀을 정당한 사유 없이 누설하여서는 아니 된다. 시행규칙 제12조(혈액관리업무) 　혈액원등이 법 제9조에 따른 혈액관리업무를 수행하는 때에는 다음 각 호의 구분에 따라 행하여야 한다. 　1. 채혈업무 　　가. 의사 또는 간호사는 채혈전에 제6조에 따른 건강진단을 실시하고 보건복지부장관이 고시하는 헌혈기록카드를 작성하여야 한다. 　　나. 채혈은 채혈에 필요한 시설을 갖춘 곳에서 (②)의 지도하에 행하여야 한다. 　　다. 1인 1회 채혈량(항응고제 및 검사용 혈액을 제외한다)은 다음 한도의 110퍼센트를 초과하여서는 아니 된다. 다만, 희귀혈액을 채혈하는 경우에는 그러하지 아니하다. 　　　(1) 전혈채혈 : (③)밀리리터 　　　(2) 성분채혈 : 500밀리리터 　　　(3) 2종류 이상의 혈액성분을 동시에 채혈하는 다종성분채혈 : (④)밀리리터 　　라. 채혈은 항응고제가 포함된 혈액백 또는 성분채혈키트를 사용하여 무균적으로 하여야 한다. 　　마. 혈액제제제조를 위하여 채혈된 혈액은 제조하기까지 다음의 방법에 따라 관리하여야 한다. 　　　(1) 전혈채혈 : 섭씨 (⑤)에서 관리할 것. 다만, 혈소판제조용의 경우에는 섭씨 20도이상 24도이하에서 관리할 것 　　　(2) 혈소판성분채혈 : (⑥)에서 관리할 것 　　　(3) 혈장성분채혈 : 섭씨 6도 이하에서 관리할 것	② 의사 ③ 400 ④ 600 ⑤ 1도이상 10도이하 ⑥ 섭씨 20도이상 　24도이하
8조	(혈액 등의 안전성 확보) ① 혈액원은 다음 각 호의 방법으로 혈액 및 혈액제제의 적격 여부를 검사하고 그 결과를 확인하여야 한다. 　1. 헌혈자로부터 채혈 　2. 보건복지령으로 정하는 헌혈금지약물의 복용 여부 확인 ② 혈액원 등 혈액관리업무를 하는 자(이하 "혈액원등"이라 한다)는 제1항에 따른 검사 결과 부적격혈액을 발견하였을 때에는 보건복지부령으로 정하는 바에 따라 이를 폐기처분하고 그 결과를 보건복지부장관에게 보고하여야 한다. 다만, 부적격혈액을 예방접종약의 원료로 사용하는 등 대통령령으로 정하는 경우에는 그러하지 아니하다. 시행령 제6조(부적격혈액 폐기처분의 예외)★ 　법 제8조 제2항 단서에 따라 부적격혈액을 폐기처분하지 아니할 수 있는 경우는 다음 각 호와 같다. 　1. (①)되는 경우 　2. 의학연구 또는 의약품·의료기기 개발에 사용되는 경우 　3. 혈액제제 등의 의약품이나 의료기기의 품질관리를 위한 시험에 사용되는 경우	① 예방접종약의 원료로 사용

조	법문내용	정답
10조	**(특정수혈부작용에 대한 조치)** ① 의료기관의 장은 특정수혈부작용이 발생한 경우에는 보건복지부령으로 정하는 바에 따라 그 사실을 (①)에게 신고하여야 한다. 시행규칙 제13조(특정수혈부작용의 신고 등) ① 의료기관의 장은 법 제10조 제1항에 따라 특정수혈부작용이 발생한 사실을 확인한 날부터 (②)일 이내에 해당 의료기관 소재지의 보건소장을 거쳐 특별시장·광역시장·특별자치시장·도지사·특별자치도지사(이하 "시·도지사"라 한다)에게 특정수혈부작용이 발생한 사실을 별지 제8호서식에 따라 신고해야 한다. 다만, 사망의 경우에는 (③) 신고해야 한다. ② 시·도지사는 매월 말일을 기준으로 별지 제9호서식의 특정수혈부작용 발생현황 보고서를 작성하여 다음 달 10일까지 보건복지부장관에게 제출해야 한다. 다만, 사망의 경우에는 지체 없이 제출해야 한다. ③ 법 제10조 제3항에 따른 실태조사에는 다음 각 호의 내용이 포함되어야 한다. 1. 수혈자의 인적사항, 수혈기록 및 의무기록 조사 2. 헌혈자의 헌혈기록 및 과거 헌혈혈액 검사결과 조회 3. 수혈자 및 헌혈자의 특정수혈부작용 관련 진료내역 및 검사결과 확인 4. 헌혈혈액 보관검체 검사결과 확인 5. 헌혈자 채혈혈액 검사결과 확인 ② 시·도지사는 제1항에 따른 특정수혈부작용의 발생 신고를 받은 때에는 이를 (④)에게 통보하여야 한다. ③ (⑤)은 제2항에 따라 특정수혈부작용의 발생 신고를 통보받으면 그 발생 원인의 파악 등을 위한 실태조사를 하여야 한다. 이 경우 특정수혈부작용과 관련된 의료기관의 장과 혈액원등은 실태조사에 협조하여야 한다.	① 시·도지사 ② 15 ③ 지체 없이 ④ 보건복지부장관 ⑤ 보건복지부장관
10조의 2 ★★★	**(특정수혈부작용 및 채혈부작용의 보상)** ① 혈액원은 다음 각 호의 어느 하나에 해당하는 사람에 대하여 특정수혈부작용 및 채혈부작용에 대한 보상금(이하 "보상금"이라 한다)을 지급할 수 있다. 　1. 헌혈이 직접적인 원인이 되어 질병이 발생하거나 사망한 채혈부작용자 　2. 혈액원이 공급한 혈액이 직접적인 원인이 되어 질병이 발생하거나 사망한 특정수혈부작용자 ② 제1항에 따른 보상금은 위원회의 심의에 따라 결정되며, 보상금이 결정된 때에는 위원장은 그 심의 결과를 지체 없이 혈액원에 통보하여야 한다. ③ 제1항에도 불구하고 다음 각 호의 어느 하나에 해당하는 경우에는 보상금을 지급하지 아니할 수 있다. 　1. 채혈부작용이 헌혈자 본인의 고의 또는 중대한 과실로 인하여 발생한 경우 　2. 채혈부작용이라고 결정된 사람 또는 그 가족이 손해배상청구소송 등을 제기한 경우 또는 소송제기 의사를 표시한 경우 ④ 제1항에 따라 지급할 수 있는 보상금의 범위는 다음 각 호와 같다. 다만, 혈액의 공급과정에서 혈액원의 과실이 없는 경우에는 제6호의 (①)만 지급할 수 있다. 　1. (②) 　2. 장애인이 된 자에 대한 (③) 　3. 사망한 자에 대한 일시보상금 　4. (④) 　5. 일실(逸失)소득	① 위자료 ② 진료비 ③ 일시보상금 ④ 장제비

조	법문내용	정답
	6. 위자료 ⑤ 그 밖에 보상금의 산정 및 지급 등에 필요한 사항은 보건복지부령으로 정한다. **시행규칙 제13조의2(보상금의 산정 및 지급)** ① 법 제5조 제1항에 따른 혈액관리위원회는 법 제10조의2 제1항에 따라 보상금을 산정하는 경우에는 다음 각 호의 사항을 고려하여야 한다. 1. 혈액원 및 헌혈자의 과실 수준 2. 채혈 또는 수혈과 사망·질병 등의 부작용 간 직접적 인과관계의 수준 3. 사망·질병 등 부작용의 유형·성격 및 피해정도 4. 그 밖에 보상금을 산정하는 데 특히 고려할 필요가 있다고 보건복지부장관이 정하는 사항	
14조	**(헌혈증서의 발급 및 수혈비용의 보상 등)** ① 혈액원이 헌혈자로부터 헌혈을 받았을 때에는 보건복지부령으로 정하는 바에 따라 (**❶**)를 그 헌혈자에게 발급하여야 한다. 이 경우 헌혈증서를 잃어버리거나 훼손되어 못 쓰게 된 것이 확인된 경우에는 보건복지부령으로 정하는 바에 따라 재발급 받을 수 있다. ② 제1항에 따른 헌혈증서는 휴대전화에 의한 문자메시지, 전자우편 등의 수단으로 제공할 수 있다. 〈신설 2021. 3. 23.〉 **시행규칙 제16조(헌혈증서에 의한 무상수혈)** ① 법 제14조 제3항 본문에 따라 무상으로 수혈받을 수 있는 혈액제제량은 헌혈 1회당 혈액제제 (**❷**)로 한다. 〈개정 2005. 1. 29., 2022. 9. 23.〉 ② 헌혈증서를 제출받은 의료기관은 전자혈액관리업무기록 등을 통해 재발급되어 유효하지 않게 된 헌혈증서인지 여부를 확인해야 한다. 〈신설 2022. 9. 23.〉 ③ 제1항에 따른 헌혈자 또는 그 헌혈자의 헌혈증서를 양도받은 사람은 의료기관에 그 헌혈증서를 제출하면 무상으로 혈액제제를 수혈받을 수 있다. 다만, 재발급되어 유효하지 아니하게 된 헌혈증서를 사용한 경우 혈액제제의 수혈비용은 수혈자가 부담하여야 한다. ④ 제3항에 따라 수혈을 요구받은 의료기관은 정당한 이유 없이 그 요구를 거부하지 못한다. 〈개정 2021. 3. 23.〉 ⑤ 보건복지부장관은 의료기관이 제3항에 따라 헌혈증서 제출자에게 수혈을 하였을 때에는 보건복지부령으로 정하는 바에 따라 제15조 제2항에 따른 (**❸**)에서 그 비용을 해당 의료기관에 보상하여야 한다. 〈개정 2021. 3. 23.〉	❶ 헌혈증서 ❷ 1단위 ❸ 헌혈환급적립금
15조	**(헌혈환급예치금 및 헌혈환급적립금)** ① 혈액원이 헌혈자로부터 헌혈을 받았을 때에는 보건복지부령으로 정하는 바에 따라 (**❶**)을 보건복지부장관에게 내야 한다. 다만, 헌혈 혈액이 제8조 제1항에 따른 검사 결과 부적격혈액으로 판정된 경우에는 헌혈환급예치금의 전부 또는 일부를 돌려주거나 면제할 수 있다. ② 보건복지부장관은 제1항에 따른 헌혈환급예치금으로 (**❷**)을 조성·관리한다. ③ 적립금은 다음 각 호의 어느 하나에 해당하는 용도에만 사용하여야 한다. 1. 제14조 제5항에 따른 수혈비용의 보상 2. 헌혈의 장려 3. 혈액관리와 관련된 연구 4. 그 밖에 대통령령으로 정하는 용도 ④ 적립금의 관리 및 운영 등에 필요한 사항은 대통령령으로 정한다. [전문개정 2012. 10. 22.]	❶ 헌혈환급예치금 ❷ 헌혈환급적립금

조	법문내용	정답
시행규칙 별표1 ★★★	**부적격혈액의 범위 및 혈액·혈액제제의 적격여부 판정기준** (제2조 관련) 1. 채혈과정에서 응고 또는 오염된 혈액 및 혈액제제 2. 다음의 혈액선별검사에서 부적격기준에 해당되는 혈액 및 혈액제제 표 아래 참조 비고: 위 검사항목 외에 국민보건을 위하여 긴급하게 필요하다고 판단되는 혈액검사의 부적격 기준은 보건복지부장관이 별도로 정한다. 3. 제7조에 따른 채혈금지대상자 기준 중 감염병 요인, 약물 요인 및 선별검사결과 부적격 요인에 해당하는 자로부터 채혈된 혈액 및 혈액제제 4. 심한 혼탁을 보이거나 변색 또는 용혈된 혈액 및 혈액제제 5. 혈액용기의 밀봉 또는 표지가 파손된 혈액 및 혈액제제 6. 제12조 제2호 가목에 따른 보존기간이 경과한 혈액 및 혈액제제 7. 그 밖에 안전성 등의 이유로 부적격 요인에 해당한다고 보건복지부장관이 정하는 혈액 및 혈액제제	① 비(B)형간염검사 ② 후천성면역결핍증 검사 ③ 매독검사 ④ 101 IU
시행규칙 별표1의2	**채혈금지대상자**(제2조의 2 및 제7조 관련) I. 공통기준 1. 건강진단관련 요인 　가. 체중이 남자는 (①)킬로그램 미만, 여자는 (②)킬로그램 미만인 자 　나. 체온이 섭씨 (③)도를 초과하는 자 　다. 수축기혈압이 (④)밀리미터(수은주압) 미만 또는 (⑤)밀리미터(수은주압)이상인 자 　라. 이완기혈압이 (⑥)밀리미터(수은주압) 이상인 자 　마. 맥박이 1분에 (⑦)회 미만 또는 (⑧)회를 초과하는 자 2. 질병관련 요인 　가. 감염병 　1) 만성 B형간염, C형간염, 후천성면역결핍증, 바베스열원충증, 샤가스병 또는 크로이츠펠트-야콥병 등 「감염병의 예방 및 관리에 관한 법률」 제2조에 따른 감염병 중 보건복지부장관이 지정하는 혈액 매개 감염병의 환자, 의사환자, 병원체보유자	① 50 ② 45 ③ 97.5 ④ 90 ⑤ 180 ⑥ 100 ⑦ 50 ⑧ 100

혈액선별검사 표:

검사항목 및 검사방법		부적격기준
(①)	B형간염표면항원(HBsAg) 검사	양성
	B형간염바이러스(HBV) 핵산증폭검사	양성
시(C)형간염검사	C형간염바이러스(HCV) 항체 검사	양성
	C형간염바이러스(HCV) 핵산증폭검사	양성
(②)	사람면역결핍바이러스(HIV) 항체 검사	양성
	사람면역결핍바이러스(HIV) 핵산증폭검사	양성
사람T세포림프친화바이러스(HTLV) 검사 (혈장성분은 제외한다)	사람T세포림프친화바이러스(HTLV) Ⅰ형/Ⅱ형 항체 검사(혈장성분은 제외한다)	양성
(③)		양성
간기능검사(ALT검사, 수혈용으로 사용되는 혈액만 해당한다)		(④)/L 이상

※ B형간염표면항원(HBsAg) 검사, C형간염바이러스(HCV) 항체 검사, 사람면역결핍바이러스(HIV) 항체 검사, 사람T세포림프친화바이러스(HTLV) Ⅰ형/Ⅱ형 항체 검사의 검사방법은 효소면역측정법(EIA) 또는 이와 동등이상의 감도를 가진 시험방법에 따라야 함

조	법문내용	정답

2) 일정기간 채혈금지 대상자

　가) 말라리아 병력자로 치료종료 후 (⑨)년이 경과하지 아니한 자

　나) 브루셀라증 병력자로 치료종료 후 2년이 경과하지 아니한 자

　다) 매독 병력자로 치료종료 후 1년이 경과하지 아니한 자

　라) 급성 B형간염 병력자로 완치 후 6개월이 경과하지 아니한 자

　마) 그 밖에 보건복지부장관이 정하는 혈액매개 감염병환자 또는 병력자

나. 그 밖의 질병

1) 발열, 인후통, 설사 등 급성 감염성 질환이 의심되는 증상이 없어진지 3일이 경과하지 아니한 자

2) 암환자, 만성폐쇄성폐질환 등 호흡기질환자, 간경변 등 간질환자, 심장병환자, 당뇨병환자, 류마티즘 등 자기면역질환자, 신부전 등 신장질환자, 혈우병, 적혈구증다증 등 혈액질환자, 한센병환자, 성병환자(매독환자는 제외한다), 알콜중독자, 마약중독자 또는 경련환자. 다만, 의사가 헌혈 가능하다고 판정한 경우에는 그러하지 아니하다.

3. 약물 또는 예방접종 관련 요인

가. 약물

1) 혈소판 기능에 영향을 주는 약물인 아스피린을 투여 받은 후 3일, 티클로피딘 등을 투여받은 후 2주가 경과하지 아니한 자(혈소판 헌혈의 경우에 한한다)

2) 이소트레티노인, 피나스테라이드 성분의 약물을 투여 받고 4주가 경과하지 아니한 자

3) 두타스테라이드 성분의 약물을 투여 받고 6개월이 경과하지 아니한 자

4) B형간염 면역글로불린, 태반주사제를 투여 받고 1년이 경과하지 아니한 자

5) 아시트레틴 성분의 약물을 투여 받고 3년이 경과하지 아니한 자

6) 제9조 제2호 마목에 따라 보건복지부장관이 인정하여 고시하는 약물의 투여자로서 해당 약물의 성격, 효과 및 유해성 등을 고려하여 보건복지부장관이 정하는 기간을 경과하지 아니한 자

7) 과거에 에트레티네이트 성분의 약물을 투여 받은 적이 있는 자, 소에서 유래한 인슐린을 투여 받은 적이 있는 자, 뇌하수체 유래 성장호르몬을 투여 받은 적이 있는 자, 변종크로이츠펠트–야콥병의 위험지역에서 채혈된 혈액의 혈청으로 제조된 진단시약 등 투여자, 제9조 제1호 마목에 따라 보건복지부장관이 인정하여 고시하는 약물의 투여자는 영구 금지

나. 예방접종

1) 콜레라, 디프테리아, 인플루엔자, A형간염, B형간염, 주사용 장티푸스, 주사용 소아마비, 파상풍, 백일해, 일본뇌염, 신증후군출혈열(유행성출혈열), 탄저, 공수병 예방접종을 받은 후 24시간이 경과하지 않은 사람

2) 홍역, 유행성이하선염, 황열, 경구용 소아마비, 경구용 장티푸스 예방접종을 받은 날부터 (⑩)주가 경과하지 않은 사람

3) 풍진, 수두 예방접종 또는 BCG 접종을 받은 날부터 (⑪)주가 경과하지 않은 사람

4. 진료 및 처치 관련 요인

가. 임신 중인 자, 분만 또는 유산 후 6개월 이내인 자. 다만, 본인이 출산한 신생아에게 수혈하고자 하는 경우에는 그러하지 아니하다.

나. 수혈 후 1년이 경과하지 아니한 자

다. 전혈채혈일로부터 8주, 혈장성분채혈, 혈소판혈장성분채혈 및 두단위혈소판성분채혈일로부터 14일, 백혈구성분채혈 및 한단위혈소판성분채혈일로부터 72시간, 두단위적혈구성분채혈일로부터 16주가 경과하지 아니한 자

라. 과거 경막 또는 각막을 이식 받은 경험이 있는 자

⑨ 3
⑩ 2
⑪ 4

조	법문내용	정답
1조	**(목적)** 이 법은 마약·향정신성의약품(向精神性醫藥品)·대마(大麻) 및 원료물질의 취급·관리를 적정하게 하고, 마약류 중독에 대한 (①) 등을 위하여 필요한 사항을 규정함으로써 그 오용 또는 남용으로 인한 보건상의 위해(危害)를 방지하여 국민보건 향상과 (②) 조성에 이바지함을 목적으로 한다. 〈개정 2023. 8. 16.〉	① 치료·예방 ② 건강한 사회
2조 ★★★	**(정의)** 이 법에서 사용하는 용어의 뜻은 다음과 같다. 　1. "마약류"란 (①)를 말한다. 　2. "마약"이란 다음 각 목의 어느 하나에 해당하는 것을 말한다. 　　가. (②): 양귀비과(科)의 파파베르 솜니페룸 엘(Papaver somniferum L.), 파파베르 세티게룸 디시(Papaver setigerum DC.) 또는 파파베르 브락테아툼(Papaver bracteatum) 　　나. 아편: 양귀비의 액즙(液汁)이 응결(凝結)된 것과 이를 가공한 것. 다만, 의약품으로 가공한 것은 제외한다. 　　다. 코카 잎[엽]: 코카 관목[(灌木): 에리드록시론속(屬)의 모든 식물을 말한다]의 잎. 다만, 엑고닌·코카인 및 엑고닌 알칼로이드 성분이 모두 제거된 잎은 제외한다. 　　라. 양귀비, 아편 또는 코카 잎에서 추출되는 모든 알카로이드 및 그와 동일한 (③)으로서 대통령령으로 정하는 것 　　마. 가목부터 라목까지에 규정된 것 외에 그와 동일하게 남용되거나 해독(害毒) 작용을 일으킬 우려가 있는 화학적 합성품으로서 대통령령으로 정하는 것 　　바. 가목부터 마목까지에 열거된 것을 함유하는 (④) 또는 혼합제제. 다만, 다른 약물이나 물질과 혼합되어 가목부터 마목까지에 열거된 것으로 다시 제조하거나 제제(製劑)할 수 없고, 그것에 의하여 신체적 또는 정신적 의존성을 일으키지 아니하는 것으로서 총리령으로 정하는 것[이하 "(⑤)"(限外麻藥)이라 한다]은 제외한다. 　3. "향정신성의약품"이란 인간의 중추신경계에 작용하는 것으로서 이를 오용하거나 남용할 경우 인체에 심각한 위해가 있다고 인정되는 다음 각 목의 어느 하나에 해당하는 것으로서 대통령령으로 정하는 것을 말한다. 　　가. 오용하거나 남용할 우려가 심하고 의료용으로 쓰이지 아니하며 안전성이 결여되어 있는 것으로서 이를 오용하거나 남용할 경우 심한 신체적 또는 정신적 의존성을 일으키는 약물 또는 이를 함유하는 물질	① 마약·향정신성의약품 및 대마 ② 양귀비 ③ 화학적 합성품 ④ 혼합물질 ⑤ 한외마약

조	법문내용	정답
	나. 오용하거나 남용할 우려가 심하고 매우 제한된 의료용으로만 쓰이는 것으로서 이를 오용하거나 남용할 경우 심한 신체적 또는 정신적 의존성을 일으키는 약물 또는 이를 함유하는 물질 다. 가목과 나목에 규정된 것보다 오용하거나 남용할 우려가 상대적으로 적고 의료용으로 쓰이는 것으로서 이를 오용하거나 남용할 경우 그리 심하지 아니한 신체적 의존성을 일으키거나 심한 정신적 의존성을 일으키는 약물 또는 이를 함유하는 물질 라. 다목에 규정된 것보다 오용하거나 남용할 우려가 상대적으로 적고 의료용으로 쓰이는 것으로서 이를 오용하거나 남용할 경우 다목에 규정된 것보다 신체적 또는 정신적 의존성을 일으킬 우려가 적은 약물 또는 이를 함유하는 물질 마. 가목부터 라목까지에 열거된 것을 함유하는 혼합물질 또는 혼합제제. 다만, 다른 약물 또는 물질과 혼합되어 가목부터 라목까지에 열거된 것으로 다시 제조하거나 제제할 수 없고, 그것에 의하여 신체적 또는 정신적 의존성을 일으키지 아니하는 것으로서 총리령으로 정하는 것은 제외한다. 4. "대마"란 다음 각 목의 어느 하나에 해당하는 것을 말한다. 다만, 대마초[칸나비스 사티바 엘(Cannabis sativa L)을 말한다. 이하 같다]의 (⑥) 및 성숙한 대마초의 줄기와 그 제품은 제외한다. 가. 대마초와 그 수지(樹脂) 나. 대마초 또는 그 수지를 원료로 하여 제조된 모든 제품 다. 가목 또는 나목에 규정된 것과 동일한 화학적 합성품으로서 대통령령으로 정하는 것 라. 가목부터 다목까지에 규정된 것을 함유하는 혼합물질 또는 혼합제제 5. "마약류취급자"란 다음 가목부터 사목까지의 어느 하나에 해당하는 자로서 이 법에 따라 허가 또는 지정을 받은 자와 아목 및 자목에 해당하는 자를 말한다. 가. 마약류수출입업자: 마약 또는 향정신성의약품의 수출입을 업(業)으로 하는 자 나. 마약류제조업자: 마약 또는 향정신성의약품의 제조[제제 및 소분(小分)을 포함한다. 이하 같다]를 업으로 하는 자 다. 마약류원료사용자: 한외마약 또는 의약품을 제조할 때 마약 또는 향정신성의약품을 원료로 사용하는 자 라. 대마재배자: 섬유 또는 종자를 채취할 목적으로 대마초를 재배하는 자 마. 마약류도매업자: 마약류소매업자, 마약류취급의료업자, 마약류관리자 또는 마약류취급학술연구자에게 마약 또는 향정신성의약품을 판매하는 것을 업으로 하는 자 바. (⑦): 「의료법」에 따른 의료기관(이하 "의료기관"이라 한다)에 종사하는 약사로서 그 의료기관에서 환자에게 투약하거나 투약하기 위하여 제공하는 마약 또는 향정신성의약품을 조제·수수(授受)하고 관리하는 책임을 진 자 사. 마약류취급학술연구자: 학술연구를 위하여 마약 또는 향정신성의약품을 사용하거나, 대마초를 재배하거나 대마를 수입하여 사용하는 자 아. 마약류소매업자: 「약사법」에 따라 등록한 약국개설자로서 마약류취급의료업자의 처방전에 따라 마약 또는 향정신성의약품을 조제하여 판매하는 것을 업으로 하는 자	⑥ 종자(種子)·뿌리 ⑦ 마약류관리자

조	법문내용	정답
	자. 마약류취급의료업자: 의료기관에서 의료에 종사하는 (⑧)로서 의료나 동물 진료를 목적으로 마약 또는 향정신성의약품을 투약하거나 투약하기 위하여 제공하거나 마약 또는 향정신성의약품을 기재한 처방전을 발급하는 자 6. "원료물질"이란 마약류가 아닌 물질 중 마약 또는 향정신성의약품의 제조에 사용되는 물질로서 대통령령으로 정하는 것을 말한다. 7. "원료물질취급자"란 원료물질의 제조·수출입·매매에 종사하거나 이를 사용하는 자를 말한다. 8. "군수용마약류"란 국방부 및 그 직할 기관과 육군·해군·공군에서 관리하는 마약류를 말한다. 9. "치료보호"란 마약류 중독자의 마약류에 대한 정신적·신체적 의존성을 극복시키고 재발을 예방하여 건강한 사회인으로 복귀시키기 위한 입원 치료와 통원(通院) 치료를 말한다.	⑧ 의사·치과의사·한의사 또는 「수의사법」에 따라 동물 진료에 종사하는 수의사
3조	(일반 행위의 금지) 누구든지 다음 각 호의 어느 하나에 해당하는 행위를 하여서는 아니 된다. 1. 이 법에 따르지 아니한 마약류의 사용 2. 마약의 원료가 되는 식물을 재배하거나 그 성분을 함유하는 원료·종자·종묘(種苗)를 소지, 소유, 관리, 수출입, 수수, 매매 또는 매매의 알선을 하거나 그 성분을 추출하는 행위. 다만, 대통령령으로 정하는 바에 따라 (①)의 승인을 받은 경우는 제외한다. 3. 헤로인, 그 염류(鹽類) 또는 이를 함유하는 것을 소지, 소유, 관리, 수입, 제조, 매매, 매매의 알선, 수수, 운반, 사용, 투약하거나 투약하기 위하여 제공하는 행위. 다만, 대통령령으로 정하는 바에 따라 식품의약품안전처장의 승인을 받은 경우는 제외한다. 4. 마약 또는 향정신성의약품을 제조할 목적으로 원료물질을 제조, 수출입, 매매, 매매의 알선, 수수, 소지, 소유 또는 사용하는 행위. 다만, 대통령령으로 정하는 바에 따라 식품의약품안전처장의 승인을 받은 경우는 제외한다. 5. 제2조 제3호 가목의 향정신성의약품 또는 이를 함유하는 향정신성의약품을 소지, 소유, 사용, 관리, 수출입, 제조, 매매, 매매의 알선 또는 수수하는 행위. 다만, 대통령령으로 정하는 바에 따라 식품의약품안전처장의 승인을 받은 경우는 제외한다. 6. 제2조 제3호 가목의 향정신성의약품의 원료가 되는 식물 또는 버섯류에서 그 성분을 추출하거나 그 식물 또는 버섯류를 수출입, 매매, 매매의 알선, 수수, 흡연 또는 섭취하거나 흡연 또는 섭취할 목적으로 그 식물 또는 버섯류를 소지·소유하는 행위. 다만, 대통령령으로 정하는 바에 따라 식품의약품안전처장의 승인을 받은 경우는 제외한다. 7. 대마를 수출입·제조·매매하거나 매매를 알선하는 행위. 다만, 공무, 학술연구 또는 의료 목적을 위하여 대통령령으로 정하는 바에 따라 식품의약품안전처장의 승인을 받은 경우는 제외한다. 8. 삭제 〈2016. 2. 3.〉 9. 삭제 〈2016. 2. 3.〉 10. 다음 각 목의 어느 하나에 해당하는 행위	① 식품의약품안전처장

조	법문내용	정답
	가. 대마 또는 대마초 종자의 껍질을 흡연 또는 섭취하는 행위(제7호 단서에 따라 의료 목적으로 섭취하는 행위는 제외한다) 나. 가목의 행위를 할 목적으로 대마, 대마초 종자 또는 대마초 종자의 껍질을 소지하는 행위 다. 가목 또는 나목의 행위를 하려 한다는 정(情)을 알면서 대마초 종자나 대마초 종자의 껍질을 매매하거나 매매를 알선하는 행위 11. 제4조 제1항 또는 제1호부터 제10호까지의 규정에서 금지한 행위를 하기 위한 장소·시설·장비·자금 또는 운반 수단을 타인에게 제공하는 행위 12. 다음 각 목의 어느 하나에 해당하는 규정에서 금지하는 행위에 관한 정보를 「표시·광고의 공정화에 관한 법률」 제2조 제2호에서 정하는 방법으로 타인에게 널리 알리거나 제시하는 행위 　　가. 제1호부터 제11호까지의 규정 　　나. 제4조 제1항 또는 제3항 　　다. 제5조 제1항 또는 제2항 　　라. 제5조의 2 제5항	
4조	**(마약류취급자가 아닌 자의 마약류 취급 금지)** ① 마약류취급자가 아니면 다음 각 호의 어느 하나에 해당하는 행위를 하여서는 아니 된다. 　1. 마약 또는 향정신성의약품을 소지, 소유, 사용, 운반, 관리, 수입, 수출, 제조, 조제, 투약, 수수, 매매, 매매의 알선 또는 제공하는 행위 　2. 대마를 재배·소지·소유·수수·운반·보관 또는 사용하는 행위 　3. 마약 또는 향정신성의약품을 기재한 처방전을 발급하는 행위 　4. 한외마약을 제조하는 행위 ② 제1항에도 불구하고 다음 각 호의 어느 하나에 해당하는 경우에는 마약류취급자가 아닌 자도 마약류를 취급할 수 있다. 　1. 이 법에 따라 마약 또는 향정신성의약품을 마약류취급의료업자로부터 투약받아 소지하는 경우 　2. 이 법에 따라 마약 또는 향정신성의약품을 마약류소매업자로부터 구입하거나 양수(讓受)하여 소지하는 경우 　3. 이 법에 따라 마약류취급자를 위하여 마약류를 운반·보관·소지 또는 관리하는 경우 　4. 공무상(公務上) 마약류를 압류·수거 또는 몰수하여 관리하는 경우 　5. 제13조에 따라 마약류 취급 자격 상실자 등이 마약류취급자에게 그 마약류를 인계하기 전까지 소지하는 경우 　6. 제3조 제7호 단서에 따라 의료 목적으로 사용하기 위하여 대마를 운반·보관 또는 소지하는 경우 　7. 그 밖에 총리령으로 정하는 바에 따라 식품의약품안전처장의 승인을 받은 경우	

조	법문내용	정답
	시행규칙 제5조(마약류취급자가 아닌 자의 마약류 취급) ① 법 제4조 제2항 제7호에 따라 마약류취급자가 아닌 자가 마약류를 취급할 수 있는 경우는 다음 각 호의 어느 하나와 같다. 〈개정 2003. 11. 17., 2006. 5. 23., 2008. 10. 31., 2009. 10. 23., 2012. 6. 15., 2014. 11. 4., 2018. 2. 9., 2018. 10. 31., 2019. 3. 12.〉 1. 의약품제조업자 등이 마약·향정신성의약품 또는 한외마약의 품목허가를 받기 위한 임상연구나 시험제품을 제조하기 위하여 취급하는 경우 1의2. 법 제2조 제3호 마목 단서에 해당하는 제제가 포함된 의약품의 품목허가를 받거나 품목신고를 하기 위한 임상연구나 시험제품을 제조하기 위하여 취급하는 경우 2. 의약품제조업자 등이 품질관리를 목적으로 취급하는 경우 2의2. 의약품을 분류·포장하는 기계·기구 등을 제작하는 자가 시험제품을 제작하거나 제품의 성능을 시험하기 위하여 향정신성의약품을 취급하는 경우 3. 공무수행 또는 공무수행을 보조하기 위하여 부득이 마약류 취급을 필요로 하는 경우 4. 「대외무역법」에 의한 외국의 수출자의 위임을 받은 무역거래자가 물품매도확약서를 발행하여 마약류의 구매의 알선행위를 하는 경우 5. (①) 및 그 검사를 위한 시험을 목적으로 마약류 취급을 필요로 하는 경우 6. (②)를 목적으로 마약 또는 향정신성의약품을 휴대하고 출입국하는 경우 6의2. 국내에 대체치료수단이 없어 자가치료를 목적으로 한국희귀·필수의약품센터를 통하여 수입된 마약 또는 향정신성의약품을 취급하는 경우 7. 의료봉사 단체 또는 의료기관 등이 해외 의료봉사·원조·지원을 위하여 취급하는 경우 8. 「항공안전법」에 따른 구급의료용품 탑재 등 식품의약품안전처장이 필요하다고 인정하여 공고하는 경우 ② 마약류취급자가 아닌 자가 제1항 각 호의 어느 하나에 해당되어 마약 취급승인을 받으려는 경우에는 별지 제3호서식에 의한 신청서(전자문서로 된 신청서를 포함한다)에 다음 각 호의 구분에 따른 서류(전자문서를 포함한다)를 첨부하여 식품의약품안전처장에게 제출하여야 한다. 〈개정 2023. 6. 2.〉 1. 제1항 제1호, 제1호의 2, 제2호, 제2호의 2, 제3호부터 제5호까지 및 제8호에 해당하는 경우 　가. 해당 자격을 증명하는 서류 사본 　나. 취급계획서 2. 제1항 제6호에 해당하는 경우 　가. 출입국을 증명하는 서류 사본(식품의약품안전처장이 「전자정부법」 제36조 제1항에 따른 행정정보의 공동이용을 통하여 첨부서류에 대한 정보를 확인할 수 있는 경우에는 그 확인으로 첨부서류를 갈음하되, 신청인이 확인에 동의하지 않는 경우에는 이를 제출하여야 한다) 　나. 휴대약품명, 휴대약품의 수량, 체류기간, 출입국의 목적 등을 기재한 서류 　다. 국내외 의료기관의 의사가 발행한 진단서 또는 입국자의 경우 반출하려는 국가의 정부에서 발행한 자가치료 목적의 마약 또는 향정신성의약품 반출승인서 2의2. 제1항 제6호의 2에 해당하는 경우: 국내 의료기관의 해당 질환 전문의가 발행한 다음 각 목의 서류 　가. 진단서 　나. 진료기록 　다. 국내 대체치료수단이 없다고 판단한 의학적 소견서 3. 제1항 제7호에 해당하는 경우: 해외 의료봉사·원조 또는 지원 목적임을 증명하는 서류로서 취급하려는 마약 또는 향정신성의약품의 품명, 수량 등이 기재된 해당 국가의 정부 또는 그 밖에 권한이 있는 기관이 발행한 서류	① 도핑(doping) 검사 ② 자가치료

조	법문내용	정답

5조의 2	**(임시마약류 지정 등)**
	① (①)은 마약류가 아닌 물질·약물·제제·제품 등(이하 이 조에서 "물질등"이라 한다) 중 오용 또는 남용으로 인한 보건상의 위해가 우려되어 긴급히 마약류에 준하여 취급·관리할 필요가 있다고 인정하는 물질등을 임시마약류로 지정할 수 있다. 이 경우 임시마약류는 다음 각 호에서 정하는 바와 같이 구분하여 지정한다.
	  1. 1군 임시마약류: 중추신경계에 작용하거나 마약류와 구조적·효과적 유사성을 지닌 물질로서 의존성을 유발하는 등 신체적·정신적 위해를 끼칠 가능성이 높은 물질
	  2. 2군 임시마약류: 의존성을 유발하는 등 신체적·정신적 위해를 끼칠 가능성이 있는 물질
	② 제1항에도 불구하고 다음 각 호의 어느 하나에 해당하는 의약품은 임시마약류의 지정 대상에서 제외한다.
	  1. 「약사법」 제31조 제2항 및 제3항에 따라 식품의약품안전처장으로부터 의약품 품목허가를 받거나 품목신고를 한 의약품
	  2. 「약사법」 제34조 제1항에 따라 식품의약품안전처장으로부터 승인을 받은 임상시험용 의약품
		① 식품의약품안전처장

6조	**(마약류취급자의 허가 등)**
	① 마약류취급자가 되려는 다음 각 호의 어느 하나에 해당하는 자로서 총리령으로 정하는 바에 따라 제1호·제2호 및 제4호에 해당하는 자는 (①)의 허가를 받아야 하고, 제3호 및 제5호에 해당하는 자는 (②)의 허가를 받아야 하며, 제5호에 해당하는 자는 (③)의 허가를 받아야 한다. 허가받은 사항을 변경할 때에도 또한 같다. 〈개정 2022. 6. 10.〉
	  1. 마약류수출입업자: 「약사법」에 따른 수입자로서 식품의약품안전처장에게 의약품 품목허가를 받거나 품목신고를 한 자
	  2. 마약류제조업자 및 마약류원료사용자: 「약사법」에 따라 의약품제조업의 허가를 받은 자
	  3. 마약류도매업자: 「약사법」에 따라 등록된 약국개설자 또는 의약품 도매상의 허가를 받은 자
	  4. 마약류취급학술연구자: 연구기관 및 학술기관 등에서 학술연구를 위하여 마약류의 사용을 필요로 하는 자
	  5. 대마재배자: 「농업·농촌 및 식품산업 기본법」 제3조 제2호에 따른 농업인으로서 섬유나 종자를 채취할 목적으로 대마초를 재배하려는 자
	② 마약류관리자가 되려면 마약류취급의료업자가 있는 의료기관에 종사하는 약사로서 총리령으로 정하는 바에 따라 (④)의 지정을 받아야 한다. 지정받은 사항을 변경할 때에도 또한 같다. 〈개정 2022. 6. 10.〉
	③ 다음 각 호의 어느 하나에 해당하는 사람은 마약류수출입업자, 마약류취급학술연구자 또는 대마재배자로 허가를 받을 수 없다.
	  1. 피성년후견인, 피한정후견인 또는 미성년자
	  2. 「정신건강증진 및 정신질환자 복지서비스 지원에 관한 법률」 제3조 제1호에 따른 정신질환자(정신건강의학과 전문의가 마약류에 관한 업무를 담당하는 것이 적합하다고 인정한 사람은 제외한다) 또는 마약류 중독자
		① 식품의약품안전처장
		② 특별자치시장·시장·군수 또는 구청장
		③ 특별자치시장·시장·군수 또는 구청장
		④ 시·도지사

조	법문내용	정답
	3. 「약사법」·「의료법」·「보건범죄 단속에 관한 특별조치법」 또는 그 밖에 마약류 관련 법률을 위반하거나 이 법을 위반하여 (⑤)을 선고받고 그 집행이 끝나거나 받지 아니하기로 확정된 후 (⑥)년이 지나지 아니한 사람 ④ 제44조에 따라 마약류취급자의 허가 취소처분을 받고 2년이 지나지 아니한 자 또는 지정 취소처분을 받고 1년이 지나지 아니한 자에 대하여는 제1항이나 제2항에 따른 허가 또는 지정을 할 수 없다. 다만, 제3항 제1호에 해당하여 허가 또는 지정이 취소된 경우는 제외한다.	⑤ 금고 이상의 형 ⑥ 3
8조	(허가증 등의 양도 금지와 폐업 등의 신고 등) ① 마약류취급자는 그 허가증 또는 지정서를 타인에게 빌려주거나 양도(讓渡)하여서는 아니 된다. ② 마약류취급자나 원료물질수출입업자등이 마약류의 취급 또는 원료물질의 수출입·제조에 관한 업무를 폐업 또는 휴업하거나 그 휴업한 업무를 다시 시작(이하 "폐업등"이라 한다)하려는 경우에는 총리령으로 정하는 바에 따라 해당 허가관청에 그 사실을 신고하여야 한다. 다만, 다음 각 호에 따라 폐업등을 신고한 경우에는 본문에 따라 폐업등을 신고한 것으로 본다. 〈개정 2013. 3. 23., 2018. 12. 11.〉 　1. 의료기관 개설자인 마약류취급의료업자가 「의료법」 제40조에 따라 의료업의 폐업등을 신고한 경우 　2. 마약류소매업자가 「약사법」 제22조에 따라 약국의 폐업등을 신고한 경우 ③ 마약류취급자나 원료물질수출입업자등이 다음 각 호의 어느 하나에 해당하게 되었을 때에는 각 호의 구분에 따른 자는 총리령으로 정하는 바에 따라 해당 허가관청에 그 사실 및 소지 마약류 또는 원료물질의 품명, 수량 등 총리령으로 정하는 사항을 신고하여야 한다. 　1. 사망한 경우: (①)((①)이 분명하지 아니한 경우에는 그 상속재산의 관리인을 말한다. 이하 같다) 　2. 피성년후견인 또는 피한정후견인이 된 경우: (②) 　3. 법인이 해산한 경우: (③) 　4. 학술연구를 마친 경우: 마약류취급학술연구자	① 상속인 ② 후견인(後見人) ③ 청산인(淸算人)
9조	(수수 등의 제한) ② 마약류취급자 또는 마약류취급승인자는 이 법에서 정한 경우 외에는 마약류를 양도할 수 없다. 다만, 다음 각 호의 어느 하나에 해당하는 경우에는 그러하지 아니하다. 〈개정 2023. 8. 8.〉 　1. 다음 각 목의 어느 하나에 해당하여 식품의약품안전처장의 승인을 받은 경우 　　가. 품목허가가 취소되어 소지·소유 또는 관리하는 마약 및 향정신성의약품을 다른 마약류취급자에게 양도하려는 경우 　　나. 마약류취급학술연구자, 마약류취급승인자(제57조의2 제2호에 해당하는 자는 제외한다) 또는 제4조 제3항 단서에 따라 승인을 받은 마약류취급자에게 마약류를 양도하려는 경우 　2. 소유 또는 관리하던 마약 및 향정신성의약품을 사용중단 등의 사유로 원소유자 등인 마약류취급자·마약류취급승인자 또는 외국의 원소유자 등에게 반품하려는 경우	

조	법문내용	정답
	3. 「약사법」 제91조에 따른 <u>한국희귀·필수의약품센터</u>가 제57조의2 제2호에 해당하는 <u>마약류취급승인자에게 마약류를 양도하려는 경우</u>	
12조	**(사고 마약류 등의 처리)** ① 마약류취급자 또는 마약류취급승인자는 소지하고 있는 마약류에 대하여 다음 각 호의 어느 하나에 해당하는 사유가 발생하면 총리령으로 정하는 바에 따라 해당 (**①**)(마약류취급의료업자의 경우에는 해당 의료기관의 개설허가나 신고관청을 말하며, 마약류소매업자의 경우에는 약국 개설 등록관청을 말한다. 이하 같다)에 지체 없이 그 사유를 보고하여야 한다. 　1. (**②**) 　2. 분실 또는 도난 　3. (**③**) **시행규칙 제23조(사고마약류 등의 처리)** ① 마약류취급자 또는 마약류취급승인자가 법 제12조 제1항에 따라 사고마약류의 보고를 하고자 하는 경우에는 그 사유가 발생한 것을 안 날부터 (**④**)일 이내에 별지 제25호서식에 따른 보고서(전자문서로 된 보고서를 포함한다)에 그 사실을 증명하는 서류(전자문서를 포함한다)를 첨부하여 지방식품의약품안전청장, 특별시장·광역시장·특별자치시장·도지사 또는 특별자치도지사(이하 "시·도지사"라 한다) 또는 시장·군수·구청장에게 제출하여야 한다. 다만, 법 제12조 제1항 제3호의 사유가 발생하여 보고하는 경우에는 그 사실을 증명하는 서류를 첨부하지 아니한다. 〈개정 2023. 6. 2.〉 ② 마약류취급자 또는 마약류취급승인자가 소지하고 있는 마약류를 다음 각 호의 어느 하나에 해당하는 사유로 폐기하려는 경우에는 총리령으로 정하는 바에 따라 폐기하여야 한다. 　1. 변질·부패 또는 파손된 경우 　2. 유효기한 또는 사용기한의 경과 　3. 유효기한 또는 사용기한이 지나지 아니하였으나 재고관리 또는 보관을 하기에 곤란한 사유	① 허가관청 ② 재해로 인한 상실(喪失) ③ 변질·부패 또는 파손 ④ 5
13조	**(자격 상실자의 마약류 처분)** ① 마약류취급자(마약류관리자는 제외한다)가 제8조 및 제44조에 따라 마약류취급자 자격을 상실한 경우에는 해당 마약류취급자·상속인·후견인·청산인 및 합병 후 존속하거나 신설된 법인은 보유하고 있는 마약류를 총리령으로 정하는 바에 따라 해당 (**①**)의 승인을 받아 마약류취급자에게 양도하여야 한다. 다만, 그 상속인이나 법인이 마약류취급자인 경우에는 해당 허가관청의 승인을 받아 이를 양도하지 아니할 수 있으며, 대마재배자의 상속인이나 그 상속 재산의 관리인·후견인 또는 법인이 대마재배자가 되려고 신고하는 경우에는 해당 연도에 한정하여 제6조 제1항 제5호에 따른 허가를 받은 것으로 본다. ② 제1항에 따라 마약 또는 향정신성의약품의 양도 등을 승인한 허가관청은 승인에 관한 사항을 총리령으로 정하는 바에 따라 식품의약품안전처장에게 알려야 한다. ③ 특별자치시장·시장·군수 또는 구청장은 제1항 단서에 따른 신고를 받은 경우에는 그 내용을 검토하여 이 법에 적합하면 신고를 수리하여야 한다.	① 허가관청

조	법문내용	정답
15조 ★★★	**(마약류의 저장)** 마약류취급자, 마약류취급승인자 또는 제4조 제2항 제3호부터 제5호까지 및 제5조의 2 제6항 각 호에 따라 마약류나 예고임시마약류 또는 임시마약류를 취급하는 자는 그 보관ㆍ소지 또는 관리하는 마약류나 예고임시마약류 또는 임시마약류를 총리령으로 정하는 바에 따라 다른 의약품과 구별하여 저장하여야 한다. 이 경우 마약은 잠금장치가 되어 있는 견고한 장소에 저장하여야 한다. **시행규칙 제26조(마약류의 저장)** 법 제15조에 따른 마약류, 예고임시마약류 또는 임시마약류의 저장기준은 다음 각 호와 같다. 1. 마약류, 예고임시마약류 또는 임시마약류의 저장장소(대마의 저장장소를 제외한다)는 마약류취급자, 마약류취급승인자 또는 법 제4조 제2항 제3호부터 제5호까지 및 법 제5조의 2 제6항 각 호에 따라 마약류, 예고임시마약류 또는 임시마약류를 취급하는 자의 업소 또는 사무소(법 제57조 및 「약사법 시행규칙」 제37조 제2항에 따라 마약류의 보관ㆍ배송 등의 업무를 위탁받은 마약류도매업자의 업소 또는 사무소를 포함한다)안에 있어야 하고, 마약류, 예고임시마약류 또는 임시마약류저장시설은 일반인이 쉽게 발견할 수 없는 장소에 설치하되 이동할 수 없도록 설치할 것 2. 마약은 (①)으로 잠금장치가 설치된 (②)(철제와 동등 이상의 견고한 재질로 만들어진 금고를 포함한다)에 저장할 것 3. (③), 예고임시마약류 또는 임시마약류는 잠금장치가 설치된 장소에 저장할 것. 다만, 마약류소매업자ㆍ마약류취급의료업자 또는 마약류관리자가 원활한 조제를 목적으로 업무시간 중 조제대에 비치하는 향정신성의약품은 제외한다. 4. 대마의 저장장소에는 대마를 반출ㆍ반입하는 경우를 제외하고는 잠금장치를 설치하고 다른 사람의 출입을 제한하는 조치를 취할 것	① 이중 ② 철제금고 ③ 향정신성의약품
16조	**(봉함)** ① 다음 각 호의 어느 하나에 해당하는 자가 마약류를 판매하거나 수출 또는 양도할 때에는 그 용기나 포장을 (①)하여야 한다. 이 경우 봉함은 그 봉함을 뜯지 아니하고서는 용기나 포장을 개봉할 수 없고, 개봉한 후에는 쉽게 원상으로 회복시킬 수 없도록 하여야 한다. 　1. 마약류수출입업자 　2. 마약류제조업자 　3. 마약류원료사용자 　4. 마약류취급학술연구자 　5. 마약류취급승인자 ② 마약류취급자ㆍ마약류취급승인자는 제1항에 따라 봉함을 하지 아니한 마약류를 수수하지 못한다. 다만, 다음 각 호의 어느 하나에 해당하는 경우에는 그러하지 아니하다. 　1. 마약류취급자가 제9조 제2항 제3호에 따라 소유 또는 관리하던 마약 또는 향정신성의약품을 원소유자 등 마약류취급자에게 반품하려는 경우 　2. 제13조에 따라 보유하고 있는 마약류를 마약류취급자에게 양도하는 경우 등 대통령령으로 정하는 사유로 식품의약품안전처장의 승인을 받은 경우	① 봉함(封緘)

조	법문내용	정답

28조	**(마약류의 소매)**
	④ 마약류소매업자는 다음 각 호의 어느 하나에 해당하는 경우에는 (①)를 거부할 수 있다. 다만, 처방전을 발행한 마약류취급의료업자에게 전화 및 팩스를 이용하거나 「정보통신망 이용촉진 및 정보보호 등에 관한 법률」 제2조 제1항 제1호에 따른 정보통신망을 통하여 다음 각 호에 해당하지 아니함을 확인한 경우에는 그러하지 아니하다. 〈신설 2023. 8. 8.〉
	  1. 제4조 제1항 제3호를 위반하여 마약류취급의료업자가 아닌 자가 발급한 처방전으로 의심되는 경우
	  2. 제32조 제2항에 따른 기재사항의 전부 또는 일부가 기입되어 있지 아니하거나 기재 사항을 거짓으로 기입한 것으로 의심되는 처방전의 경우
		① 조제

30조	**(마약류 투약 등)** ① 마약류취급의료업자가 아니면 의료나 동물 진료를 목적으로 마약 또는 향정신성의약품을 투약하거나 투약하기 위하여 제공하거나 마약 또는 향정신성의약품을 기재한 처방전을 발급하여서는 아니 된다. 〈개정 2019. 12. 3.〉 ② 마약류취급의료업자는 중독성·의존성을 현저하게 유발하여 신체적·정신적으로 중대한 위해를 끼칠 우려가 있는 총리령으로 정하는 마약 또는 향정신성의약품을 (①)에게 투약하거나 (①)을 위하여 해당 마약 또는 향정신성의약품을 기재한 처방전을 발급하여서는 아니 된다. 〈신설 2024. 2. 6.〉 ③ 마약류취급의료업자는 대통령령으로 정하는 마약 또는 향정신성의약품을 기재한 처방전을 발급하는 경우에는 제11조의4 제2항 제3호에 따라 식품의약품안전처장 및 (②)의 장에게 투약내역의 제공을 요청하여 확인하여야 한다. 다만, 긴급한 사유가 있거나 오남용 우려가 없는 경우 등 대통령령으로 정하는 경우에는 그러하지 아니하다. 〈신설 2024. 2. 6.〉 ④ 마약류취급의료업자는 제11조의4 제2항 제3호에 따라 투약내역을 확인한 결과 마약 또는 향정신성의약품의 (③) 등 오남용이 우려되는 경우에는 처방 또는 투약을 하지 아니할 수 있다. 〈신설 2024. 2. 6.〉 [전문개정 2011. 6. 7.] [시행일 : 2025. 2. 7.] 제30조 제2항, 제30조 제3항, 제30조 제4항	① 자신 ② 통합정보센터 ③ 과다·중복 처방

32조	**(처방전의 기재)**
	① (①)는 처방전에 따르지 아니하고는 마약 또는 향정신성의약품을 투약하거나 투약하기 위하여 제공하여서는 아니 된다. 다만, 다음 각 호의 어느 하나에 해당하는 경우에는 그러하지 아니하다.
	  1. 「약사법」에 따라 자신이 직접 조제할 수 있는 마약류취급의료업자가 진료기록부에 그가 사용하려는 마약 또는 향정신성의약품의 품명과 수량을 적고 이를 직접 투약하거나 투약하기 위하여 제공하는 경우
	  2. 「수의사법」에 따라 수의사가 진료부에 사용하려는 마약 또는 향정신성의약품의 품명과 수량을 적고 이를 동물에게 직접 투약하거나 투약하기 위하여 제공하는 경우
		① 마약류취급의료업자

조	법문내용	정답
	② 마약류취급의료업자가 마약 또는 향정신성의약품을 기재한 처방전을 발급할 때에는 그 처방전에 발급자의 업소 소재지, 상호 또는 명칭, 면허번호와 환자나 동물의 소유자·관리자의 성명 및 주민등록번호를 기입하여 서명 또는 날인하여야 한다. ③ 제1항과 제2항에 따른 처방전 또는 진료기록부(「전자서명법」에 따른 전자서명이 기재된 전자문서를 포함한다)는 (❷)년간 보존하여야 한다.	❷ 2

33조
★★
	(마약류관리자)
	① (❶)명 이상의 마약류취급의료업자가 의료에 종사하는 의료기관의 대표자는 그 의료기관에 마약류관리자를 두어야 한다. 다만, (❷)만을 취급하는 의료기관의 경우에는 그러하지 아니하다.
	② 제1항의 마약류관리자가 다음 각 호의 어느 하나에 해당하는 경우에는 해당 의료기관의 대표자는 다른 마약류관리자(다른 마약류관리자가 없는 경우에는 후임 마약류관리자가 결정될 때까지 그 의료기관에 종사하는 마약류취급의료업자)에게 관리 중인 마약류를 인계하게 하고 그 이유를 해당 허가관청에 신고하여야 한다.
	  1. 제8조 제5항에 따라 마약류관리자 지정의 효력이 상실된 경우
	  2. 제44조에 따라 마약류취급자의 지정이 취소되거나 업무정지처분을 받은 경우
		❶ 4
		❷ 향정신성의약품

39조
★★
	(마약 사용의 금지)
	마약류취급의료업자는 마약 중독자에게 그 중독 증상을 완화시키거나 치료하기 위하여 다음 각 호의 어느 하나에 해당하는 행위를 하여서는 아니 된다. 다만, 제40조에 따른 (❶)에서 보건복지부장관 또는 시·도지사의 (❷)를 받은 경우에는 그러하지 아니하다.
	  1. 마약을 투약하는 행위
	  2. 마약을 투약하기 위하여 제공하는 행위
	  3. 마약을 기재한 처방전을 발급하는 행위
		❶ 치료보호기관
		❷ 허가

40조 ★★★	(마약류 중독자의 치료보호) ① (❶)는 마약류 사용자의 마약류 중독 여부를 판별하거나 마약류 중독자로 판명된 사람을 치료보호하기 위하여 치료보호기관을 설치·운영하거나 지정할 수 있다. ③ 시·도지사가 제1항에 따라 치료보호기관을 설치·운영하거나 지정한 경우에는 이를 (❷)에게 통보하여야 한다. 〈개정 2024. 2. 6.〉 ④ 보건복지부장관 또는 시·도지사는 제1항에 따라 지정한 치료보호기관이 제2항 각 호의 시설 및 인력을 갖추었는지 여부와 치료보호 실적 등을 (❸)년마다 평가하여 치료보호기관으로 재지정할 수 있다. 〈개정 2024. 2. 6.〉 ⑤ 보건복지부장관 또는 시·도지사는 제1항 또는 제4항에 따라 지정하거나 재지정한 치료보호기관이 다음 각 호의 어느 하나에 해당하는 경우에는 그 지정 또는 재지정을 취소할 수 있다. 다만, 제1호에 해당하는 경우에는 그 지정 또는 재지정을 취소하여야 한다. 〈개정 2024. 2. 6.〉	❶ 보건복지부장관 또는 시·도지사 ❷ 보건복지부장관 ❸ 3

조	법문내용	정답
	1. 거짓이나 그 밖의 부정한 방법으로 지정 또는 재지정을 받은 경우 2. 지정 또는 재지정의 취소를 요청하는 경우 3. 제4항에 따른 평가 결과 제2항 각 호의 시설 및 인력을 갖추지 못한 것으로 확인된 경우 ⑦ 보건복지부장관 또는 시·도지사는 마약류 사용자에 대하여 제1항에 따른 치료보호기관에서 마약류 중독 여부의 판별검사를 받게 하거나 마약류 중독자로 판명된 사람에 대하여 치료보호를 받게 할 수 있다. 이 경우 판별검사 기간은 (**④**)개월 이내로 하고, 치료보호 기간은 (**⑤**)개월 이내로 한다. ⑧ 보건복지부장관 또는 시·도지사는 <u>제7항</u>에 따른 판별검사 또는 치료보호를 하려면 (**⑥**)의 심의를 거쳐야 한다. ⑨ <u>제8항에 따른 판별검사 및 치료보호에 관한 사항을 심의하기 위하여 (**⑦**)에 중앙치료보호심사위원회를 두고, 특별시, 광역시, 특별자치시, 도 및 특별자치도에 지방치료보호심사위원회를 둔다.</u> 〈신설 2024. 2. 6.〉 ⑩ 중앙치료보호심사위원회 및 지방치료보호심사위원회의 심의 내용에 관한 사항은 다음 각 호에 따른다. 〈신설 2024. 2. 6.〉 　1. 중앙치료보호심사위원회는 다음 각 목의 사항을 심의한다. 　　가. 마약류 중독자 치료보호의 기본방향에 관한 사항 　　나. 판별검사의 기준에 관한 사항 　　다. (**⑧**)이 설치·운영하거나 지정한 치료보호기관에서의 치료보호 및 판별검사에 관한 사항 　　라. 마약류 중독자의 치료보호 시작·종료와 치료보호기간 연장에 관한 사항 　　마. 그 밖에 마약류 중독자의 치료보호 및 판별검사에 관하여 보건복지부장관이 필요하다고 인정하는 사항 　2. 지방치료보호심사위원회는 다음 각 목의 사항을 심의한다. 　　가. (**⑨**)가 설치·운영하거나 지정한 치료보호기관에서의 치료보호 및 판별검사에 관한 사항 　　나. 마약류 중독자의 치료보호 시작·종료와 치료보호기간 연장에 관한 사항 　　다. 그 밖에 마약류 중독자의 치료보호 및 판별검사에 관하여 시·도지사가 필요하다고 인정하는 사항	④ 1 ⑤ 12 ⑥ 치료보호심사위원회 ⑦ 보건복지부 ⑧ 보건복지부장 관 ⑨ 시·도지사
47조	**(부정 마약류의 처분)** (**①**)은 이 법이나 그 밖의 마약류에 관한 법령을 위반하여 소지, 소유, 사용, 관리, 재배, 수출입, 제조, 매매, 매매의 알선, 수수, 투약 또는 투약하기 위하여 제공하거나 조제 또는 연구에 사용하는 마약류, 예고임시마약류 및 임시마약류에 대하여는 압류나 그 밖에 필요한 처분을 할 수 있다.	① 식품의약품안전처장
53조	**(몰수 마약류의 처분방법 등)** ① 이 법이나 그 밖의 법령에서 정하는 바에 따라 몰수된 마약류는 (**①**)에게 인계하여야 한다. ② 시·도지사는 제1항의 마약류를 인수하였을 때에는 이를 폐기하거나 그 밖에 필요한 처분을 하여야 한다.	① 시·도지사

조	법문내용	정답
	③ 제2항의 처분에 필요한 사항은 대통령령으로 정한다. **시행령 제21조(몰수 마약류의 폐기방법)** 　시 · 도지사는 법 제53조 제2항에 따라 몰수 마약류를 폐기하는 경우에는 다음 각 호의 방법으로 하여야 한다. 1. 가연성이 있는 마약류는 보건위생상 위해(危害)가 발생할 우려가 없는 장소에서 태워버릴 것 2. 중화 · 가수분해 · 산화 · 환원 · 희석 또는 그 밖의 방법으로 마약류가 아닌 것으로 변화시킬 것 3. 제1호 또는 제2호의 방법으로 마약류를 폐기할 수 없는 경우에는 지하수를 오염시킬 우려가 없는 지하(❷)미터 이상의 땅속에 파묻거나, 해수면 위에 떠오를 우려가 없는 방법으로 바닷물 속에 가라앉히거나, 그 밖에 보건위생상 위해가 발생할 우려가 없는 방법으로 처리할 것 **시행령 제22조(몰수 마약류의 처분)** 　① 법 제53조 제2항에 따른 "필요한 처분"은 다음 각 호의 어느 하나에 해당하는 경우로서 시 · 도지사가 몰수 마약류를 이에 제공할 필요가 있다고 인정하여 실시하는 처분으로 한다. 1. 마약류취급학술연구자가 연구용으로 필요한 양만 쓰려는 경우 2. 공무상 시험용으로 쓰려는 경우 3. 몰수 마약류를 법에 따라 제조 또는 수입 등이 된 마약류로 재활용하려는 경우	② 1

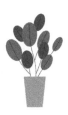

조	법문내용	정답
2조 ★	**(정의)** 이 법에서 사용하는 용어의 뜻은 다음과 같다. 1. "임종과정"이란 회생의 가능성이 없고, 치료에도 불구하고 회복되지 아니하며, 급속도로 증상이 악화되어 사망에 임박한 상태를 말한다. 2. "임종과정에 있는 환자"란 제16조에 따라 담당의사와 해당 분야의 전문의 1명으로부터 임종과정에 있다는 의학적 판단을 받은 자를 말한다. 3. "(①)"란 적극적인 치료에도 불구하고 근원적인 회복의 가능성이 없고 점차 증상이 악화되어 보건복지부령으로 정하는 절차와 기준에 따라 담당의사와 해당 분야의 전문의 1명으로부터 수개월 이내에 사망할 것으로 예상되는 진단을 받은 환자를 말한다. 가. ~ 마. 삭제 〈2018. 3. 27.〉 **시행규칙 제2조(말기환자의 진단 기준)**「호스피스 · 완화의료 및 임종과정에 있는 환자의 연명의료결정에 관한 법률」(이하 "법"이라 한다) 제2조 제3호에 따라 담당의사와 해당 분야 전문의 1명이 말기환자 여부를 진단하는 경우에는 다음 각 호의 기준을 종합적으로 고려하여야 한다. 1. 임상적 증상 2. 다른 질병 또는 질환의 존재 여부 3. 약물 투여 또는 시술 등에 따른 개선 정도 4. 종전의 진료 경과 5. 다른 진료 방법의 가능 여부 6. 그 밖에 제1호부터 제5호까지의 규정에 준하는 것으로서 말기환자의 진단을 위하여 보건복지부장관이 특히 필요하다고 인정하는 기준 4. "연명의료"란 임종과정에 있는 환자에게 하는 심폐소생술, (②), (③), 인공호흡기 착용 및 그 밖에 대통령령으로 정하는 의학적 시술로서 치료효과 없이 임종과정의 기간만을 연장하는 것을 말한다. **시행령 제2조(연명의료)**「호스피스 · 완화의료 및 임종과정에 있는 환자의 연명의료결정에 관한 법률」(이하 "법"이라 한다) 제2조 제4호에서 "대통령령으로 정하는 의학적 시술"이란 다음 각 호의 시술을 말한다. 1. 체외생명유지술(ECLS) 2. (④) 3. 혈압상승제 투여 4. 그 밖에 담당의사가 환자의 최선의 이익을 보장하기 위해 시행하지 않거나 중단할 필요가 있다고 의학적으로 판단하는 시술	① 말기환자(末期患者) ② 혈액 투석 ③ 항암제 투여 ④ 수혈

조	법문내용	정답

5. "연명의료중단등결정"이란 임종과정에 있는 환자에 대한 연명의료를 시행하지 아니하거나 중단하기로 하는 결정을 말한다.

6. "호스피스·완화의료"(이하 "호스피스"라 한다)란 다음 각 목의 어느 하나에 해당하는 질환으로 말기환자로 진단을 받은 환자 또는 임종과정에 있는 환자(이하 "호스피스대상환자"라 한다)와 그 가족에게 통증과 증상의 완화 등을 포함한 신체적, 심리사회적, 영적 영역에 대한 종합적인 평가와 치료를 목적으로 하는 의료를 말한다.★

   가. (⑤)

   나. 후천성면역결핍증

   다. 만성 폐쇄성 호흡기질환

   라. (⑥)

   마. 그 밖에 보건복지부령으로 정하는 질환

■ 호스피스·완화의료 및 임종과정에 있는 환자의 연명의료결정에 관한 법률 시행규칙
  [별표 1] 〈신설 2022. 4. 14.〉

호스피스 대상 질환(제2조의 2 관련)

질 환	질병코드 (KCD)	진단명
만성호흡부전	J42	상세불명의 만성 기관지염
	J45	천식
	J46	천식지속상태
	J47	기관지확장증
	J60	탄광부진폐증
	J61	석면 및 기타 광섬유에 의한 진폐증
	J62	실리카를 함유한 먼지에 의한 진폐증
	J64	상세불명의 진폐증
	J65	결핵과 연관된 진폐증
	J80	성인호흡곤란증후군
	J84	기타 간질성 폐질환
	J96	달리 분류되지 않은 호흡부전
	J98	기타 호흡장애

7. "담당의사"란 「의료법」에 따른 의사로서 말기환자 또는 임종과정에 있는 환자(이하 "말기환자등"이라 한다)를 직접 진료하는 의사를 말한다.

8. "연명의료계획서"란 말기환자등의 의사에 따라 담당의사가 환자에 대한 연명의료중단등결정 및 호스피스에 관한 사항을 계획하여 문서(전자문서를 포함한다)로 작성한 것을 말한다.

9. "사전연명의료의향서"란 (⑦)세 이상인 사람이 자신의 연명의료중단등결정 및 호스피스에 관한 의사를 직접 문서(전자문서를 포함한다)로 작성한 것을 말한다.

⑤ 암
⑥ 만성 간경화
⑦ 19

조	법문내용	정답
3조	(기본 원칙) ① 호스피스와 연명의료 및 연명의료중단등결정에 관한 모든 행위는 환자의 인간으로서의 존엄과 가치를 침해하여서는 아니 된다. ② 모든 환자는 최선의 치료를 받으며, 자신이 앓고 있는 상병(傷病)의 상태와 예후 및 향후 본인에게 시행될 의료행위에 대하여 분명히 알고 스스로 결정할 권리가 있다. ③ 「의료법」에 따른 의료인(이하 "의료인"이라 한다)은 환자에게 최선의 치료를 제공하고, 호스피스와 연명의료 및 연명의료중단등결정에 관하여 정확하고 자세하게 설명하며, 그에 따른 환자의 결정을 존중하여야 한다.	
7조	(종합계획의 시행 · 수립) ① (❶)은 호스피스와 연명의료 및 연명의료중단등결정의 제도적 확립을 위하여 관계 중앙행정기관의 장과 협의하고, 제8조에 따른 국가호스피스연명의료위원회의 심의를 거쳐 호스피스와 연명의료 및 연명의료중단등결정에 관한 종합계획(이하 "종합계획"이라 한다)을 (❷)년마다 수립 · 추진하여야 한다. 〈개정 2020. 4. 7.〉 ② 종합계획에는 다음 각 호의 사항이 포함되어야 한다. 　1. 호스피스와 연명의료 및 연명의료중단등결정의 제도적 확립을 위한 추진방향 및 기반조성 　2. 호스피스와 연명의료 및 연명의료중단등결정 관련 정보제공 및 교육의 시행 · 지원 　3. 제14조에 따른 의료기관윤리위원회의 설치 · 운영에 필요한 지원 　4. 말기환자등과 그 가족의 삶의 질 향상을 위한 교육프로그램 및 지침의 개발 · 보급 　5. 제25조에 따른 호스피스전문기관의 육성 및 전문 인력의 양성 　6. 다양한 호스피스 사업의 개발 　7. 호스피스와 연명의료 및 연명의료중단등결정에 관한 조사 · 연구에 관한 사항 　8. 그 밖에 호스피스와 연명의료 및 연명의료중단등결정의 제도적 확립을 위하여 필요한 사항 ③ 보건복지부장관은 종합계획을 수립할 때 생명윤리 및 안전에 관하여 사회적으로 심각한 영향을 미칠 수 있는 사항에 대하여는 미리 「생명윤리 및 안전에 관한 법률」 제7조에 따른 (❸)와 협의하여야 한다. ④ 보건복지부장관은 종합계획에 따라 매년 시행계획을 수립 · 시행하고 그 추진실적을 평가하여야 한다. ⑤ 보건복지부장관은 종합계획을 수립하거나 주요 사항을 변경한 경우 지체 없이 국회에 보고하여야 한다.	❶ 보건복지부장관 ❷ 5 ❸ 국가생명윤리심의위원회
10조	(연명의료계획서의 작성 · 등록 등) ① (❶)는 말기환자등에게 연명의료중단등결정, 연명의료계획서 및 호스피스에 관한 정보를 제공할 수 있다. ② 말기환자등은 의료기관(「의료법」 제3조에 따른 의료기관 중 의원 · 한의원 · 병원 · 한방병원 · 요양병원 및 종합병원을 말한다. 이하 같다)에서 (❷)에게 연명의료계획서의 작성을 요청할 수 있다. ③ 제2항에 따른 요청을 받은 담당의사는 해당 환자에게 연명의료계획서를 작성하기 전에 다음 각 호의 사항에 관하여 설명하고, 환자로부터 내용을 이해하였음을 확인받아야 한다. 이 경우 해당 환자가 미성년자인 때에는 환자 및 그 (❸)에게 설명하고 확인을 받아야 한다.	❶ 담당의사 ❷ 담당의사 ❸ 법정대리인

조	법문내용	정답
	1. 환자의 질병 상태와 치료방법에 관한 사항 2. 연명의료의 시행방법 및 연명의료중단등결정에 관한 사항 3. 호스피스의 선택 및 이용에 관한 사항 4. 연명의료계획서의 작성 · 등록 · 보관 및 통보에 관한 사항 5. 연명의료계획서의 변경 · 철회 및 그에 따른 조치에 관한 사항 6. 그 밖에 보건복지부령으로 정하는 사항 ④ 연명의료계획서는 다음 각 호의 사항을 포함하여야 한다. 　1. 환자의 연명의료중단등결정 및 호스피스의 이용에 관한 사항 　2. 제3항 각 호의 설명을 이해하였다는 환자의 서명, 기명날인, 녹취, 그 밖에 이에 준하 　　는 대통령령으로 정하는 방법으로의 확인 　3. 담당의사의 서명 날인 　4. 작성 연월일 　5. 그 밖에 보건복지부령으로 정하는 사항 ⑤ 환자는 연명의료계획서의 변경 또는 철회를 언제든지 요청할 수 있다. 이 경우 담당의 사는 이를 반영한다. ⑥ 의료기관의 장은 작성된 연명의료계획서를 등록 · 보관하여야 하며, 연명의료계획서 가 등록 · 변경 또는 철회된 경우 그 결과를 관리기관의 장에게 통보하여야 한다. ⑦ 연명의료계획서의 서식 및 연명의료계획서의 작성 · 등록 · 통보 등에 필요한 사항은 보건복지부령으로 정한다.	
11조	(사전연명의료의향서 등록기관) ① (①)은 대통령령으로 정하는 시설 · 인력 등 요건을 갖춘 다음 각 호의 기관 중에서 사 전연명의료의향서 등록기관(이하 "등록기관"이라 한다)을 지정할 수 있다. 　1. 「지역보건법」 제2조에 따른 지역보건의료기관 　2. 의료기관 　3. 사전연명의료의향서에 관한 사업을 수행하는 비영리법인 또는 비영리단체(「비영리 　　민간단체 지원법」 제4조에 따라 등록된 비영리민간단체를 말한다) 　4. 「공공기관의 운영에 관한 법률」 제4조에 따른 공공기관 　5. 「노인복지법」 제36조 제1항 제1호에 따른 (②)	① 보건복지부장관 ② 노인복지관
12조	(사전연명의료의향서의 작성 · 등록 등) ① 사전연명의료의향서를 작성하고자 하는 사람(이하 "작성자"라 한다)은 이 조에 따라서 (①) 작성하여야 한다. ② 등록기관은 작성자에게 그 작성 전에 다음 각 호의 사항을 충분히 설명하고, 작성자로 부터 내용을 이해하였음을 확인받아야 한다. 　1. 연명의료의 시행방법 및 연명의료중단등결정에 대한 사항 　2. 호스피스의 선택 및 이용에 관한 사항 　3. 사전연명의료의향서의 효력 및 효력 상실에 관한 사항 　4. 사전연명의료의향서의 작성 · 등록 · 보관 및 통보에 관한 사항 　5. 사전연명의료의향서의 변경 · 철회 및 그에 따른 조치에 관한 사항 　6. 그 밖에 보건복지부령으로 정하는 사항	① 직접

조	법문내용	정답
	③ 사전연명의료의향서는 다음 각 호의 사항을 포함하여야 한다. 　1. 연명의료중단등결정 　2. 호스피스의 이용 　3. 작성 연월일 　4. 그 밖에 보건복지부령으로 정하는 사항 ④ (❷)은 사전연명의료의향서를 제출받을 때 본인의 작성 여부를 확인한 후 작성된 사전연명의료의향서를 등록·보관하여야 한다. ⑤ 등록기관의 장은 제4항에 따른 등록 결과를 관리기관의 장에게 통보하여야 한다. ⑥ 사전연명의료의향서를 작성한 사람은 언제든지 그 의사를 변경하거나 철회할 수 있다. 이 경우 등록기관의 장은 지체 없이 사전연명의료의향서를 변경하거나 등록을 말소하여야 한다. ⑦ 등록기관의 장은 제6항에 따라 사전연명의료의향서가 변경 또는 철회된 경우 그 결과를 관리기관의 장에게 통보하여야 한다. ⑧ 사전연명의료의향서는 다음 각 호의 어느 하나에 해당하는 경우 그 효력이 없다. 다만, 제4호의 경우에는 그 때부터 효력을 잃는다. 　1. 본인이 직접 작성하지 아니한 경우 　2. 본인의 자발적 의사에 따라 작성되지 아니한 경우 　3. 제2항 각 호의 사항에 관한 설명이 제공되지 아니하거나 작성자의 확인을 받지 아니한 경우 　4. 사전연명의료의향서 작성·등록 후에 연명의료계획서가 다시 작성된 경우 ⑨ 사전연명의료의향서의 서식 및 사전연명의료의향서의 작성·등록·보관·통보 등에 필요한 사항은 보건복지부령으로 정한다.	❷ 등록기관의 장
20조	**(기록의 보존)** (❶)은 연명의료중단등결정 및 그 이행에 관한 다음 각 호의 기록을 연명의료중단등결정 이행 후 (❷)년 동안 보존하여야 한다. 　1. 제10조에 따라 작성된 연명의료계획서 　2. 제16조에 따라 기록된 임종과정에 있는 환자 여부에 대한 담당의사와 해당 분야 전문의 1명의 판단 결과 　3. 제17조 제1항 제1호 및 제2호에 따른 연명의료계획서 또는 사전연명의료의향서에 대한 담당의사 및 해당 분야 전문의의 확인 결과 　4. 제17조 제1항 제3호에 따른 환자가족의 진술에 대한 자료·문서 및 그에 대한 담당의사와 해당 분야 전문의의 확인 결과 　5. 제18조 제1항 제1호·제2호에 따른 의사표시에 대한 자료·문서 및 그에 대한 담당의사와 해당 분야 전문의의 확인 결과 　6. 제19조 제4항에 따라 기록된 연명의료중단등결정 이행의 결과 　7. 그 밖에 연명의료중단등결정 및 그 이행에 관한 중요한 기록으로서 대통령령으로 정하는 사항	❶ 의료기관의 장 ❷ 10

조	법문내용	정답
27조	**(의료인의 설명의무)** ① 호스피스전문기관의 의료인은 호스피스대상환자나 그 가족 등에게 호스피스의 선택과 이용 절차에 관하여 설명하여야 한다. 〈개정 2018. 3. 27.〉 ② 호스피스전문기관의 의사 또는 한의사는 호스피스를 시행하기 전에 (**①**)을 호스피스대상환자나 그 가족에게 설명하여야 하며, 호스피스대상환자나 그 가족이 (**②**)에 대하여 알고자 할 때에는 이를 설명하여야 한다. 〈개정 2018. 3. 27.〉	① 치료 방침 ② 질병의 상태
28조	**(호스피스의 신청)** ① (**①**)가 호스피스전문기관에서 호스피스를 이용하려는 경우에는 호스피스 이용동의서(전자문서로 된 동의서를 포함한다)와 의사가 발급하는 호스피스대상환자임을 나타내는 의사소견서(전자문서로 된 소견서를 포함한다)를 첨부하여 호스피스전문기관에 신청하여야 한다. 〈개정 2018. 3. 27.〉 ② 호스피스대상환자가 의사결정능력이 없을 때에는 미리 지정한(**②**)이 신청할 수 있고 지정대리인이 없을 때에는 제17조 제1항 제3호 각 목의 순서대로 신청할 수 있다. 〈개정 2018. 3. 27.〉 ③ 호스피스대상환자는 언제든지 직접 또는 대리인을 통하여 호스피스의 신청을(**③**)할 수 있다. 〈개정 2018. 3. 27.〉 ④ 호스피스의 신청 및 철회 등에 필요한 사항은 보건복지부령으로 정한다.	① 호스피스대상환자 ② 지정대리인 ③ 철회

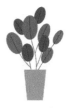

2025 간호사 국가고시를 위한
보건의약관계법규 알Zip 알짜기출/집중정리 핵심노트

초판발행	2024년 07월 04일
개정발행	2024년 07월 11일
편저자	김희영
펴낸이	노소영
펴낸곳	도서출판 마지원
등록번호	제559-2016-000004
전화	031)855-7995
팩스	02)2602-7995
주소	서울 강서구 마곡중앙로 171

http://blog.naver.com/wolsongbook

ISBN | 979-11-92534-41-1(13510)

정가 14,000원